上手に生きて 元気に老いる

藤原大美

Parade Books

はしがき

　人を含め、生物にとって「老い」は避けられないことと、誰もがわかっています。実際、人生も七十代に入りますと一年一年、身体的にも知力的にも「老い」が進行してゆくことを実感します。さらに「老い」と共に、さまざまな病気が否応なしに襲ってきます。これは、多くの病気は、老化という体の生理的変化に原因があるので当然のことで、この世に「生」を受けた人は、「老」と「病」を体感しながら「死」に向かうことになります。そこで、「不老不死」などは望まなくとも、生きている間は元気でいたいというのが万人の共通の願いとなるのではないでしょうか。

　近年、日本人の平均寿命は大幅に延伸しました。しかし、その長寿の内容には決して喜べない現実があります。後期高齢層になりますと、健康度が低く、また要介護者が大きく増えているのです。つまり、寿命は延びたにも拘わらず、寿命の最終盤は健康を伴わない状態で伸びた寿命になっています。「健康で長生き」でなければ人生の価値が下がります。平均寿命ではなく「健康寿命」の延伸が求められるのです。

しかし、健康長寿を求めるにはそれなりの努力が必要です。病気の発症を予防するため日々努力を続けること、健診によって症状が現れる前に病気を見い出し適切な対処をすることなどです。多くの病気は高齢期から増えてゆきますが、その病因は中年期から起こっています。従って、病気を予防するためには、高齢期から病気の対策を始めるのでは遅く、病気とその病因の知識を持った上で、中年期から適切な対策を講じてゆく必要があります。老化の対策を講じる本書は、高齢者のみを対象にしたものではなく、中年期の人にも役立つ本、つまり、中年から高齢にかけて健康のための努力をして、「上手に生きて元気に（健康に）老いる」手引き書なのです。

さらに、一歩踏み込めば、重い病気や要介護を免れれば健康長寿かと言えば、まだまだ問題があります。この世に生かして頂いていることの幸せを感じ、「生きがい」のある生活を送れる長寿こそ、真の健康長寿と言えるでしょう。本書は「生きがい」を伴う真の健康長寿を目指して、その対策を提案してゆくことを企図しています。八十歳前の後期高齢の医師が、自らの経験を交えてまとめた知識知恵が、読者の皆様の健康長寿達成の一助となれば望外の喜びでございます。

二〇二三年　九月　藤原大美

目次

第一章　人は何故老いるのでしょうか？

（1）ヒトには何故寿命があるのでしょうか？
（2）老化を早め、寿命を短くするストレス
（3）さまざまな寿命と「健康長寿」
（4）高齢期の健康にかかわってくる病気

(1) ヒトには何故寿命があるのでしょうか?

◎「不老不死」願望

この世に「生」を受けた人は必ず老いてゆきます。老いることは避けがたいこと、自然の摂理、つまり理（ことわり）です。「老い」を理と受けとめ、賢く上手に生きてゆくことが、健康な高齢期を過ごせる基本です。

さて、人生も中年から高年になりますと、欲望の強さが低下してゆき、ほとんどの人の願望の対象は自分の健康や寿命に集約されてくるようです。実際のところ、大部分の高齢者層の究極の願望は、「不老不死」というのが本音でしょう。ところで、「不老」や「不死」への願望は、今の現代人に始まったことではありません。古くは紀元前の「時」の権力者の夢であったようです。

紀元前の秦の始皇帝は、絶大な権力を持ち、望むもののすべてを手に入れることができた絶対的君主でした。その始皇帝が最後に願ったのは「不老不死」で、「不老不死」の妙薬を求めて、臣下の徐福に大船団を委ね、その探索を命じたことが史書に残っています。しかし、徐福は妙薬を手に入れられないまま、長い探索の旅の途中で生涯を終え、始皇帝は国内視察の途中で、妙薬を入手できないまま亡くなりました。

◎何故「不老不死」はあり得ないのでしょうか?

今では、「不老不死」はあり得ないと誰でも本能的にわかっています。人体は六十兆個の細胞から成り立っています。この六十兆個の細胞の一個一個に寿命があるため、細胞総和としての個体全体にも寿命が生じ、不死はあり得ないのです。

では次に、細胞の寿命とはどういうことかを考えましょう。約六十兆個の細胞から成り立つ私達のからだですが、当然のことながら最初から六十兆個の細胞がいきなりからだを形成した訳ではありません。元はといえば一個の精子を受け入れた一個の卵子が母細胞となり、この一個の卵細胞が分裂を続け、最終的に六十兆個の細胞集団としての個体になるのです。そして、六十兆個の細胞からなる個体が完成した後には、細胞の分裂は止まるのではなく、緩やかに続きます。その後は、古くなった細胞が壊れてゆくなかで、分裂して生まれた新しい細胞が置き換わる新陳代謝で、細胞の全体の数は一定に保たれます。ところが細胞は新陳代謝のための分裂を未来永劫続けることはできないのです。それは、細胞の分裂回数には限界があるからです。一個の細胞の分裂は、五十回くらいが限界で、これが細胞の寿命なのです。

◎細胞の分裂回数を決めるもの

なぜ細胞の分裂回数に限界があるのかということは現在、既にわかっています。少し難しいかもしれませんが、老化の仕組みを知るためには役に立つ教養知識です。

細胞の中心部に核があります。核は遺伝子の格納庫です。遺伝子は「染色体」という棒のような帯にまとめられています。この染色体の帯の端に、「テロメア」という特殊な部分があります。細胞は分裂する度にテロメアを切り崩してゆきますので、テロメアは段々と短くなってゆきます。いわばテロメアは分裂回数券のようなものと例えることができます。細胞が分裂を重ね、テロメアが限界まで短くなってしまうと、短くなったテロメアから細胞の分裂にストップをかけるシグナルが発動され、細胞はもはや分裂できなくなってしまいます。分裂できなくなった細胞、これが「老化細胞」です。老化細胞になってもすぐに死なず、しばらくは生き続けます。しかし老化細胞は新鮮さを保つのに必要な新陳代謝の分裂ができず、また細胞の機能は徐々に低下して、細胞として役立たずになってゆきます。

◎細胞の老化と個体の寿命

人体の六十兆個の細胞のすべてに、細胞寿命に向けた老化が訪れます。老化した細胞が増えてゆくにつれ、からだ全体も徐々に老化してゆくことになります。相当の割合の細胞が老化細胞になれば、個体レベルでの機能が低下し、個体としての存続が不可能になりますが、これが個体の寿命です。

まとめますと、すべての細胞の一個一個に分裂限界があり、分裂限界に達した細胞は老化細胞となる、これが細胞の寿命です。細胞に老化による寿命があるために、個体全体にもいつかは老化による寿命が生じることになります。

一個の細胞の分裂限界が約五十回ということより、六十兆個の細胞から成る個体の生存期間は、理論的には最長百二十～百三十年ぐらいと想定されています。うまく生きれば、つまり、がんや心臓病・脳卒中に罹らず、からだに諸々のストレスをかけない健全な生き方をした場合の老化は、細胞の分裂限界からくる避けがたい老化で、このような場合の理論上の寿命は百二十～百三十歳くらいということです。

最近は百歳を超える長寿の人、つまり百寿者が非常に増えていますが、ほとんどの人の寿命は長寿とはいえ、八十歳後半から九十歳です。何故、百二十～百三十歳まで生きられないかといいますと、個体の寿命は細胞分裂の限界だけで決まるものではないからです。致命的な病気によって寿命は短くなります。仮に、そのような病気を免れてもさまざまなストレスが細胞の老化を引き起こすため、細胞は分裂限界に達する前に早期老化を来たし老化細胞になるのです。つまり、ストレスによって細胞の老化、ひいては個体の老化は早まり、実際上の寿命は百二十～百三十歳よりぐっと短く、日本人では平均寿命が、男性約八十歳、女性約八十六歳になります。

では次に、老化を早めるストレスとはどのようなものなのかを考えましょう。

(2)老化を早め、寿命を短くするストレス

私達が生きている間に、細胞はさまざまなストレスを受けるのが普通で、このストレスが細胞の老化を促進させます。さまざまなストレスによって自然に進行する老化が損なわれ、早まる老化、つまり病的な老化が起こります。病的に細胞の老化を促進させる主たるストレスは、①酸化ストレスと、②メタボ関連ストレスです。これらの二つのストレスは体内で発生し、常時細胞に障害を与え、まだ分裂限界を迎えていない細胞の分裂を止めて老化を促進させるのです。そこで次から酸化ストレス、メタボ関連ストレスとはどういうものかについて説明してゆきます。

◎「酸化ストレス」とは「活性酸素」によるストレスです

二十一世紀に入り、新聞や雑誌の健康医学の欄で、また、健康食品の広告で、「抗酸

化食品」、「ポリフェノール」や「活性酸素」という言葉をよく目にするようになりました。このうち「活性酸素」は様々な病気の原因になったり、老化と深く関わることより、極めて重要な医学用語です。ところが、「活性酸素」は普通の酸素と異なるのか、それならどういうものなのか、一般の人にはよく知られていないようです。そこで、まず活性酸素について説明します。

人類を含め動物は、呼吸で吸った酸素と食事で摂った糖分を使ってエネルギーを作り、それで体を動かして生きています。このエネルギーはＡＴＰという物質で、細胞の中にあるミトコンドリアという工場のようなエネルギー産生プラントで作られます。エネルギー生産のために利用した酸素と糖分は炭酸ガスと水になってそれぞれ肺と腎臓から排出されます。酸素が百％きっちり炭酸ガスに変換されれば問題ないのですが、二％くらいの酸素が不完全燃焼で、特殊な形に変化した酸素になってしまいます。それが「活性酸素」です。

活性酸素は細胞のなかの蛋白質や遺伝子など、すべての物質にいとも簡単に結合して、それぞれを変質させて障害を引き起こします。わかりやすく言えば、皮膚の細胞の蛋白質にくっつけば皮膚が変質して「シワ」ができるといった具合です。内臓の細胞のなかで、酵素などにくっつけば酵素の働きが損なわれ、細胞の機能が低下します。このように活性酸素が細胞に引き起こす障害作用が「酸化ストレス」です。

酸素を吸って息をしている以上は、活性酸素は必然的に生じ、「酸化ストレス」による老化を引き起こすことになります。これは生物の宿命です。体内で生じる活性酸素はいろいろな状況で増大します。その原因となる状況の第一は加齢です。加齢に伴ないエネルギー産生プラント（ミトコンドリア）に劣化が起こってくるため、エネルギーの産生効率が低下し、活性酸素の発生が増加します。でも加齢は止めようがありませんので、加齢と共に増える活性酸素に基づく老化は、「自然老化」でこれはやむを得ないことです。

一方、活性酸素が加齢と関係なく沢山発生する状況があり、それによって「病的老化」が引き起こされます。これが問題です。悪しき生活習慣としての喫煙や深酒、そして精神的、肉体的ストレスや過激な運動によって活性酸素の発生が一時的に高まります。さらに、生活習慣病に罹れば、活性酸素の発生が持続的に増加する事態になります。従って、これらの状況で酸化ストレスによる病的な老化が促進されます。

尚、活性酸素は老化のみならず、がんの発生にもかかわります。従って活性酸素対策はがんの予防としても重要で、この点については、38頁のがんの発生予防対策の項でも述べることになります。

◎「メタボ関連ストレス」とは？

老化を促進させる主たるストレスの二つ目、メタボ関連ストレスとはどのようなものでしょうか？　このタイプの代表的なストレスがインスリンシグナルによるストレスです。まずインスリンの働きについて簡単に説明しておきます。インスリンは膵臓で作られ、全身をめぐって細胞にエネルギー源となるブドウ糖を取り込ませるように働く、生命活動に必須のホルモンです。食事で摂取した糖質が小腸でブドウ糖に分解され、吸収されますと、血液中のブドウ糖レベル、つまり血糖値が上がります。この血糖上昇が刺激となり、膵臓からインスリンが分泌されます。インスリンがないと細胞はブドウ糖を細胞内に取り込めず、エネルギーを作れません。インスリンの刺激はほどよくあれば良いのです。しかし、過食によって高血糖状態が続きますと、必然的に多量のインスリンの分泌が長時間続くことになります。この長時間続くインスリン刺激は過剰なストレスシグナルとなり、細胞に悪い影響を生み出すことになります。これが代表的なメタボ関連ストレスです。

従って、「血糖がやや高め」、または「早期の糖尿病」で血糖高値、「重度の糖尿病」で血糖が非常に高値に向かうにつれ、インスリンがより多く分泌され、それに応じてインスリン刺激が大きくなり、より強いメタボ関連ストレスが生み出されてゆくことになります。そしてこのインスリン刺激、つまりメタボ関連ストレスの強さに応じて病的な老化の促進が強まるのです。

◎酸化ストレス、メタボ関連ストレスによる老化の促進

細胞にストレスのかからない健全・健康な生活を送っていますと、理論的にはからだ全体の細胞の分裂寿命がくるまで個体の老化を抑えることができます。しかし実際にはそれはあり得ないことです。それは、生物にとってストレスが〝ゼロ〟という生活はあり得ないからです。どのように健全な生活を送っていても、ある程度の酸化ストレスとメタボ関連ストレスは生じます。それは酸素を吸って呼吸をすれば必ず活性酸素が自然

に発生しますし、また糖尿病という病気にならずとも、普通の食事で食後に血糖値が高めになると、ある程度のメタボ関連ストレスは生まれるからです。

従って、健全な生活を送っても、細胞の分裂寿命の限界から推定される個体の「限界寿命」より、人の寿命は必ず短縮するのです。つまり、実際の寿命は酸化ストレスとメタボ関連ストレスの二つの病的ストレスの程度によって、短くなることになります。日本人の平均的な実際上の寿命は八十〜九十歳です。これは百二十〜百三十歳という理論上の寿命がさまざまな程度の病的ストレスで短縮し、その結果短くなった寿命の平均が八十〜九十歳ということです。百寿者のように平均寿命を大きく上回る場合は、病的ストレスが極めて少なく、自然な老化のために生命が尽きていることになります。一方、「平均寿命」の場合は自然な老化にそこそこの病的ストレスによる老化が加わっている結果であり、「平均寿命」を大きく下回る場合は相当の病的ストレスによる老化が起こって、寿命が短縮したと考えるべきでしょう。

(3) さまざまな寿命と「健康長寿」

ここで前述しましたさまざまな寿命、つまり「限界寿命」、「平均寿命」と本書の主眼となる「健康寿命」をまとめてみましょう。健全・健康的な生活を送り、さまざまなストレスを避けて生きた場合、理論的には細胞の分裂限界まで生きることができます。これが「限界寿命」で、ヒトでは百二十〜百三十歳と想定されています。実際、これまでの世界の最長寿者の寿命は百二十三歳です。

しかし、この世に生きてゆく上で、ストレスがないという状況は、実際上はありえません。がんや脳卒中などの大病は免れても、飲酒や過労などからくる「酸化ストレス」、それに加えてさまざまな程度の生活習慣病、あるいは病気に至らない予備軍による「メタボ関連ストレス」などと無縁という人はほとんどいません。このようなストレスは細胞の分裂限界とは別に細胞の老化を促進させ、個体の寿命を「限界寿命」より短縮させます。その結果、二つのストレスの程度に応じて、実際の寿命は八十五〜九十歳くらいになります。これが「平均寿命（平均的な実寿命）」です。

では次に、多くの人は平均寿命まで、健康かつ、幸せに生きることができるでしょうか。実状はそうでもないようで、それが現在大きな社会問題となってきています。ヒトは一般的に四十歳を超える頃から老化が始まります。同時に同じ頃よりさまざまな病気に罹りやすくなってきます。成人が罹る病気は加齢が最大の原因であるため、老化と病気の発症は背中合わせに起こるのは当然の成り行きです。近年、加齢と共に起こってくる病気または健康障害のため、「平均寿命」まで健康で幸せに生きることが困難な状況が増えてきました。「平均寿命」は、医学的な生存寿命です。生存すれども健康でなければ、生きている意義が薄まります。健康に生きてこその人生です。健康な生活を送れる寿命、これが「健康寿命」です。この「健康寿命」は国民生活基礎調査によれば、男女共に、平均寿命より十歳くらい短くなっています。平均寿命の最後の十年間をいかに健康に生きるかが問題です。「健康寿命」を平均寿命に近づけ、その差をなくすことによって、健康で幸せな人生の最終章を飾ることができるのです。それが「健康長寿」です。

（4）高齢期の健康にかかわってくる病気

　では加齢に伴い高齢期の健康を脅かす病気にはどのようなものがあるでしょうか。高齢期の病気といえども、人生のいつ頃から発症し始めるかは、病気によって異なります。つまり、熟年期から発症が増え、高年期でさらに発症頻度が高くなる病気がある一方、主に高齢期になってから発症が増えてくる病気もあります。また、病気によっては生命の危険を伴う病気、または生命の危険をさほど伴わないものの、要介護状態に陥りやすい病気というように、陥るリスクのちがいもあります。生命リスク、要介護リスクの高い病気は共に怖い病気にちがいありません。このうち、前者はがんや心筋梗塞・脳梗塞で、健康寿命うんぬんの前に平均寿命に大きく関わります。一方、後者の最たる病気が、要介護に繋がる認知症とサルコペニア（高齢者の病的筋力低下）です。これらの病気は平均寿命にさほど影響を及ぼすことがないものの、長期にわたって健康生活を阻む病気で、健康寿命を大いに短縮させることになるようです。

また高齢者には、生命リスクや要介護リスクのさほど高くない身近な病気、あるいは健康障害が増えてきます。目や耳の健康障害や病気、排尿・排便の障害などで、健康寿命に影響しないとしても、高齢期の健康生活に関係し、QOLを低下させます。以上、高齢期の健康に影響を及ぼすすべての病気を高齢期の健康障害としてまとめますと、次の三つのグループに分かれます。

①生命の危険を伴う病気としての「がん」と「心筋梗塞・脳梗塞」。

②生命の危険に直結しないが、要介護に繋がる病気としての「認知症」、「サルコペニア」と「フレイル」（フレイルとは認知症やサルコペニアに至らないものの、心身の活力が低下した状態のことで、88頁参照）。

③生命の危険伴わず、要介護にも繋がることが少ない病気。

以上の三群です。

次章から、三つのグループの病気・健康障害の実状と、健康長寿のための予防対策を述べてゆきます。

第二章　生命の危険を伴う高齢期の病気とその対処

(1) がん
A　近年の日本人のがんの動向
B　がんの発症予防対策
C　がんの検診（健診）
D　高齢期のがん検診の適正年齢

(2) 心筋梗塞と脳梗塞
A　心筋梗塞・脳梗塞の症状
B　心筋梗塞・脳梗塞の予防的対処

高齢期に遭遇して、生命の危険に直結する怖い病気は「がん」と、血管が詰まる病気、つまり「心筋梗塞・脳梗塞」です。これらの病気は高齢期で増えてくるとはいえ、中年期から発症が始まる病気です。従って、高齢期からではなく、遅くとも中年期から対策を講じ始めることが必要な病気で、その対策が平均寿命はもとより健康寿命を延伸させ、健康長寿を伴う高齢期を迎えることに繋がります。そこで本章では第一項でがんについて、第二項で心筋梗塞と脳梗塞についての対策をまとめることにします。

(1) がん

がんはすべての人が恐れる最も怖い病気であることはいうまでもありません。また、現代では日本人の二人に一人が一生のうちに何らかのがんに罹患するといわれるくらい、非常にありふれた病気で、しかも年々増えています。日本人に多い主ながんは、胃がん、大腸がん、肺がん、肝がん、前立腺がん、乳がん、子宮がんなどです。一般にがんは、治療困難な進行がんとなるまで症状が出ません。従ってがんの対策は、それぞれのがんの発症の予防と、健診による治療可能段階での早期発見が主な対策となります。

がんは細胞の遺伝子に次々と「キズ」がついて、その「キズ」の積み重なりが原因となって発症する病気です。がんの発症が高齢期であっても、遺伝子の「キズ」は高齢期よりもっと早い時期から起こり始めています。従ってがんの対策は高齢期からではなく、遅くとも中年期から始めることが必要となるのです。

健康長寿といえる元気な高齢期を送るためには、

①普段の生活において、できるだけ遺伝子に「キズ」が生じるのを少なくして、がんの発症の予防に努めること。
②がんに罹患しても、治療後に問題なく高齢期を送ることができるように、がんを早期に発見する対策が肝要です。
さらには、
③がんの治療後の長い高齢期を心身共に健全、かつ元気に送れるようにしなければなりません。
これら三つの対策について、①と②は本章で、③については第六章で述べます。

それではがんの予防とがん検診について次項から解説してゆきますが、その前に近年増加してきたがんと、罹患がとりわけ高齢期に多くなるがんについて簡単に述べておきます。

A　近年の日本人のがんの動向

◎近年増えているがんとその原因

胃がんは従来、日本人が罹る最も多いがんですが、近年罹患数の増加は見られません。一方、男女に共通して増えているのは大腸がんと肺がんで、それと共に男性のがんとしては前立腺がん、女性のがんとしては乳がんです。これらのがんが増加している原因は次のように考えられます。

まず、乳がん、前立腺がんと大腸がんの増加についてです。これらのがんは、元来、欧米人に多いがんでした。欧米人に多かったこれらのがんが、日本人にも増えてきたのは、動物性脂肪の摂り過ぎが原因と考えられています。実際、日本人の食生活はここ数十年で和風から洋風へと大きく変わり、動物性脂肪を含む肉の摂取量は著増しています。メタボ肥満の増加と共に、コレステロール値の高い人は十年前に比して急増しています。メタボ肥満では、高コレステロール血症は高血圧や糖尿病とともに動脈硬化を引き起こし、脳梗塞や心筋梗塞のリスクを高めると警鐘されています。それとは別に、男性ホルモンも女性ホルモンもコレステロールが材料となって作られます。血液中のコレステロールが多くなると性ホルモンが沢山作られ、これら性ホルモンの作用で前立腺や乳房の細胞の増殖が刺激され、がんができやすくなる可能性が考えられるのです。

大腸がんは性ホルモンの影響を受けるということではなく、その発症増加の背景には肉料理を含む食事が多くなったことによる、大腸の環境変化があるようです。大腸には百兆個を超える腸内細菌が棲息しており、生物の生存に重要な働きをする腸内環境を形成しています。腸内細菌には善玉菌と悪玉菌があり、そのバランスで健康が左右されます。悪玉菌は食事で摂取した肉の蛋白質を取り込み、これを分解し有害物質を作りますが、その一部は発がん物質です。そのため、肉の過剰摂取で悪玉菌が増え、発がん物質が沢山生じることになります。その結果、発がんリスクが高まり、大腸がんの発生増加に繋がることになるのです。

次に近年増加してきた肺がんですが、肺がんの最大の原因はタバコです。近年、喫煙率は低下していますが、過去の喫煙歴を含めますと、喫煙率はまだまだ高いといえます。タバコ以外の原因としては、PM二・五などの超微細有害物質による大気汚染が考えられます。また、肺がんの増加は高齢者に顕著になっています。従って、原因か結果は別として、近年の肺がん増加の原因の一つは加齢であることに間違いないようです。

尚、近年増加している膵がんについては次項で述べます。

◎高齢期に罹患が多くなるがん

高齢期に罹患が多いがんは、前述の肺がん、前立腺がんと膵がんです。このうち肺がんと前立腺がんは、健診を定期的に受けていれば発見しやすく、またがんになっても近年対策が非常に進んできています。それに対し膵がんは、最近になっても、発見も治療も極めて困難ながんであるという状況です（膵がんの検査は50頁参照）。まず、原因はよくわからず、加齢が一つの大きな要因と考えられる程度の情報しかありません。罹患者数は大腸がんや胃がんなどの他の消化器系のがんに比べて多くありませんが、近年増加しているがんであると共に対処が最も困難な、怖いがんとなっています。

B　がんの発症予防対策

がんは一つの細胞の遺伝子に変異が積み重なることにより、その細胞が「がん細胞」となり、そのがん細胞がどんどん無制限に増殖することで一つの塊を形成したものです。細胞の遺伝子に変異が生じるということをやさしくいいますと、遺伝子に「キズ」ができるということになります。遺伝子の変異（キズ）は二つの原因で起こります。まず一つ目は、細胞が分裂する際、遺伝子を複製しなければなりませんが、この遺伝子複製の過程で、複製のミスによってキズができるのです。

次に環境には遺伝子に「キズ」をつけるさまざまな物質があり、それによって遺伝子に変異が生じます。がんの予防は細胞の遺伝子に、できるだけ変異を生じさせないことに尽きます。細胞分裂時の遺伝子複製ミスによる遺伝子変異は避けることは不可能です。一方、環境要因による遺伝子変異は対策の余地があります。環境要因は、遺伝子変異を起こす物質、放射線、紫外線、感染性病原体、活性酸素などです。

ところで、細胞の遺伝子に変異が生じるのは高齢期になって起こるのではなく、若年～中年期から始まっていますので、環境要因の対策は、遅くとも中年期から始めるべきです。また、がんの予防には、そのような医学的な対策に加えて日々の食事など自分自身で注意すべきさまざまな対策があります。

◎遺伝子変異を起こす物質を避ける

まず、遺伝子の変異を引き起こす物質を避ける、または除くなどの対処が必要です。遺伝子に変異を引き起こしてがん細胞を発生させる主な物質としては、

①タバコの煙や排気ガスの発がん性物質。
②発がん性が疑われている食品添加物。
③食品の加熱により生まれる物質。

などが挙げられます。

これら遺伝子変異を引き起こす物質のうち、最も危険なものは、①のタバコです。でも喫煙者だけがタバコの毒を吸っているのではなく、副流煙による受動喫煙も問題です。タバコの煙によるがん死亡のリスクは、吸わない人に比べ一・五〜三十倍も高まります。

次は②の食品添加物ですが、代表的な危険物質は亜硝酸ナトリウムです。ハム、ベー

コンやソーセージなどの加工肉に、変色を防ぐための発色剤として含まれています。亜硝酸ナトリウム自体は発がん性がないのですが、胃の中でニトロソアミンという強力な発がん物質を作ります。その他、けばけばしい色をした食品に含まれる様々な合成着色剤も危険性のある添加剤と考えておくべきでしょう。

さらに、③の有害物質として、人工的に合成された化学物質でなくとも、肉や魚の蛋白質を焼き過ぎて生じる黒コゲには、蛋白質が変性してヘテロサイクリックアミンという発がん物質が生じている可能性があります。また、トーストを焼き過ぎますと、アクリルアミドという有害物質が生じるといわれています。がん予防のためには、食品の調理のし過ぎにも気を付ける必要があります。

◎過度の放射線や紫外線を避ける

放射線も紫外線も遺伝子にキズ（変異）をつける要因となります。まず放射線についてですが、私達が日々の生活の中で受けるのは、低線量の放射線です。すべての人が外界から受ける自然被曝、それに病気の診断や治療に際して生じる医療被曝などが、この低線量被曝に当たります。とりわけ問題視されるのが医療被曝です。しかし、胸部X線検査はいうまでもなく、胃のX線検査、乳がん検診のマンモグラフィー、肺の低線量のCT検査、これらの放射線量はいずれも数ミリシーベルトで、健康に影響が出るかもしれないとされる年間百ミリシーベルトの放射線量に比べるとかなり少なく、医療被曝はほとんど問題ないと考えてよいでしょう。

次に紫外線被曝ですが、紫外線の浴び過ぎが皮膚がんの原因になることは、ネズミに大量の紫外線を照射すると皮膚がんができるという実験結果より証明されています。プールサイドや砂浜で、ファッション的センスで日光浴をするのは止めた方がよいでしょう。

◎感染性病原体の除去、または感染予防

細胞に感染することによって遺伝子に変異が生じ、がんを引き起こすウイルスや細菌は、わかっているものだけで六種類あります。このうちの四種類の感染性病原体については、ワクチンでの感染予防、または治療薬での病原体除去が可能になっています。四

種類の病原体とは、肝がんを引き起こすB型肝炎ウイルスとC型肝炎ウイルス、子宮頸がんを引き起こすヒトパピローマウイルスと、胃がんの原因となるピロリ菌です。前三者はワクチンでの予防が可能で、またピロリ菌が原因となる胃がんは抗生物質によるピロリ菌の除菌によって予防できます。

◎活性酸素に対する対策

第一章で、活性酸素は老化を促進する最大の要因となることを述べていますが、活性酸素は老化の促進に働くだけではありません。遺伝子に変異（キズ）を引き起こし、細胞をがん化させる重大な物質でもあるのです。実際、活性酸素は細胞の老化とがん化に関わる、実に難儀な物質なのです。

体内で発生してがんの原因となる物質である活性酸素に対する対策、これが日々のがん対策の中で一番重要なことになります。これには二つの対策があります。ⓐ活性酸素の過剰な産生を避けること、ⓑ体内で生じた活性酸素を消去する物質を摂取することです。まず前者の対策から話を進めます。

a　活性酸素の過剰な産生を避けること

酸素を吸う呼吸をしている以上、活性酸素はある程度は必ずできます。しかし、これは仕方がありません。それとは別に、活性酸素が溜まりやすい状況や、大量に発生させる悪い状況があります。前者は加齢で、聖人みたいな生活をしていても、四十歳を過ぎれば、活性酸素の産生が増加することは19頁で述べた通りです。それとは関係なしに後者の状況として、タバコを喫ったり深酒したりして、好き放題の生活をしていますと、四十歳過ぎて自然に増えるどころではない、非常に沢山の活性酸素ができます。加齢による活性酸素の過剰産生はどうしようもありません。加齢以外で過剰産生をきたす状況は、私達が日々の努力で回避できるものです。喫煙、深酒、ストレス、過度の運動を避けること、常識的なことです。

b　活性酸素を消去する物質を摂取する

健全な生活をしていても、四十歳を過ぎると溜まりやすくなる活性酸素をどう処理するか、これが問題です。外から取り入れて、体のなかの溜まり過ぎの活性酸素を処理することができるもの、それが抗酸化物質を含む健康食品、つまり抗酸化食品です。

抗酸化物質の代表がポリフェノールです。ほとんどの植物は様々なポリフェノールを含んでいますので、どのような野菜や果物からでも何らかのポリフェノールを摂ることができます。充分な量の野菜、果物を日々摂取し続けることです。また、野菜、果物以外にも赤ワインのエニン、緑茶のカテキンは代表的なポリフェノールで、活性酸素対策として有望な食品です。抗酸化物質については80頁で詳述しています。

◎免疫力を高める

免疫力が高いと、風邪やインフルエンザに罹りにくくなるなど、様々な病気に対する抵抗力が高くなります。免疫の力は、体外から侵入してくるウイルスや細菌を排除するために働くだけでなく、体内で生じた異物の除去にも一役買ってくれます。体内異物の一つにがん細胞があり、がん細胞が生まれると白血球の一種類であるナチュラルキラー細胞（NK細胞）がそれを見つけて殺傷・除去してくれます。

私達の体の中では、日々約五千個ものがん細胞が生まれるといわれています。毎日そのように多くのがん細胞ができても、そのほとんどはNK細胞が殺傷し、がんの芽を摘み取っていると考えられています。実際、ＮＫ細胞機能の低い集団は高い集団に比べ、がんの発症率が高いという統計的なデータがあります。従って、ＮＫ細胞の機能で代表される免疫力を高めることはがんの発生の予防に繋がります。これまでに提唱されてきた免疫力を高める方法のいくつかを紹介しましょう。まず運動の効果です。過度の運動は活性酸素の産生過剰をもたらし、逆効果となりますが、適度な運動ではＮＫ細胞活性で見られる免疫力の亢進が確認されています。大腸がんの予防には、適切な運動がほぼ確実に効果ありと報告されています。

それから、気持ちの持ち方も免疫力のレベルに関係します。幸せな気持ちで、何事にもありがたいと感謝する前向きの気持ちで過ごすことです。物事を悪いようにくよくよ考えるのではなく、良いように前向きに考えることです。ストレスを溜め込まないということは同じことの別の表現でしょう。さらに、積極的に一歩進めますと、「笑うこと」がよいのです。がん患者さんを吉本興業の「なんばグランド花月」に連れてゆき、大笑いした前後にＮＫ細胞活性を測定すると、大笑いした後ではＮＫ細胞活性が上昇（免疫力アップ）したというデータがあります。

C　がんの検診（健診）

がんの対策の第二は、定期的な検診によって根治可能な早期のステージで、がんを発見することです。それぞれのがんはどのような検査で見つかるのか、もし何らかのがんの疑いの所見が得られた際、次にどのような二次精密検査へ進むのかについて、頻度の高い胃がん、大腸がん、肺がん、乳がん、前立腺がん、子宮頚がんの発見のための検査の実状を述べてゆきます。

◎胃がんの検診

人間ドックや健診での胃の検査には、バリウムを飲んでX線で胃を写す胃X線検査と胃内視鏡検査があります。一般的には一次検査としては胃X線検査を受けて、胃X線検査で少しでも疑わしい箇所があれば、胃内視鏡検査（胃カメラ）を二次精密検査として受けるのが、標準的な胃がん検診の流れです。但し、一次検診から胃カメラを受けた方がよい人もいます。それは胃炎がひどく、胃の粘膜が荒れて汚い人の胃の場合です。このような胃では、初期の胃がんの粘膜病変はX線検査ではわかりにくく、胃カメラで表面を直接見た方がよいのです。

胃炎がひどくなるのにはピロリ菌が原因となっていることが多いようです。胃にピロリ菌が棲み続けると、胃の粘膜はピロリ菌が作る毒素で炎症が引き起こされます。粘膜が荒らされ、徐々に薄く、萎縮してゆく萎縮性胃炎になり、胃がん発生の好発母地となります。胃の表面をカメラで直接見ても、がんができていることはすぐわからないことが多く、組織を採って調べます。それが生検です。

◎大腸がんの検診

便の潜血反応検査は、便の中に眼には見えない、超微量に含まれる血液を検出する検査で、大腸がんの発見のための、重要な一時スクリーニング検査です。便潜血が陽性になっても、必ずしも大腸がんができているとは限らず、潜血反応の最も頻度の高い原因が大腸ポリープです。大腸ポリープとは大腸の粘膜が盛り上がって、イボ状になった良性の腫瘤のことで、がんではありません。しかし、その大部分は放置しておけば将来、がんになる可能性が高いので、要注意なのです。直径一センチを超えた大腸ポリープの三つに一つはがんになると言われます。したがって、五〜十ミリぐらいの大腸ポリープが大腸カメラで見つかると、ほとんどの場合、ポリープを切除します。

大腸ポリープがなくとも、大腸憩室や痔の場合も便潜血反応陽性になる場合がありま す。大腸憩室とは、大腸のどこかに生じるポケットのようなくぼみです。このくぼみに炎症が起こり、便潜血反応が陽性になることがしばしばあります。このように、大腸がんでなくとも、大腸ポリープ、大腸憩室、痔などで便潜血反応検査が陽性になることがありおます。でも大腸カメラをした結果、大腸がんでないことや、大腸ポリープ（大腸がん予備軍）すらできていないことがわかるのです。

◎肺がんの検診

肺がんは胃がんとともに死亡率の高い、怖いがんです。健診では一般的に、肺の検査として胸部X線写真を撮ります。肺がんがX線検査の写真に確実に写るのは、腫瘤の直径が大体一・五〜二センチ以上になってからです。早期がんは一般に直径で一センチぐらいの塊までですので、肺がんの場合はX線検査では早期がんを見つけられないことが多いのです。そこで登場するのが肺CT検査です。

肺のCT検査では四～五ミリぐらいの、肺がんを疑わせる陰影が見つかります。一センチになると十分にわかります。一般に、がんは一センチぐらいになるまでは長い年月がかかっています。ですから、三年に一度くらいの頻度で肺CT検査を受け続けてゆけば、肺がんができても一センチ以内の早期肺がんをで見つけることができます。

◎乳がんの検診

最近女性で最も増えているのは、乳がんです。乳がん検診にはマンモグラフィーという乳房X線検査と、超音波検査（乳房エコー）があります。地方自治体ではマンモグラフィーによる住民検診を行っています。人間ドックや一般健診のオプション検査としては、乳房エコー検査を手軽に受けることができます。

乳がん検診のマンモグラフィーとエコー検査はどちらが良いかという点についてですが、それぞれの検査には特性があり、一長一短なところがあります。あえていえば、四十～五十歳までの乳腺組織がまだ充分充実している女性では、超音波検査の方ががんのしこりが見えやすいようです。一方、ホルモンが減少してきた五十歳以上ではマンモグラフィーの方が良いかもしれません。一年ごとにマンモグラフィーとエコー検査を交互に受けてゆけば、乳癌の早期発見の確立が高くなるはずです。

◎前立腺がんの検診

前立腺がんは他のがんと異なり、血液検査で容易に見つけられます。それはＰＳＡという優れた血液検査があるからです。ＰＳＡは腫瘍マーカーの一つですが、他の腫瘍マーカーと異なり、早期のがんでも異常値を検出できる非常に有用な検査です。前立腺の細胞ががん細胞になると、ＰＳＡという蛋白質をたくさん作るため、ＰＳＡが高値になり、前立腺がんがわかります。本質的にはそうなのですが、少しややこしいことがあるのです。

ＰＳＡは正常の前立腺の細胞も少しだけ作っています。ですから、正常健常人のＰＳＡ値はゼロではありません。ＰＳＡ値が四（単位は血液一ミリリットル中のナノグラム）までは一応正常範囲とされています。ＰＳＡが基準値の四を超えた場合は、前立腺がんを念頭に入れ、対処を考えます。

ややこしいことに、前立腺がんになっていなくても、前立腺肥大症になっている人では、正常の人よりＰＳＡを多めに作る場合があるのです。限界値の四を超え、高い人では十ぐらいになる人もいます。そのような場合、ＰＳＡ高値は前立腺がんなのか、がんではなくて単なる肥大症の高値なのかを区別しなければなりません。まず、ＭＲＩ検査を受けることになりますが、最終的な検査は前立腺の生検です。

◎子宮がんの検診

子宮がんには、頸部（膣から子宮の入り口付近）に発生する子宮頸がんと、子宮体部に発生する子宮体がんの二つがあります。同じ子宮がんでも、頸がんと体がんでは、がんの原因、症状の現れ方、検査法が異なります。

子宮頸がんは、ヒトパピローマウイルス（ＨＰＶ）の感染によって発症するがんです。このウイルスに感染しますと、何年も経ってから細胞の形状に変化が現われ、異型性の細胞となります。この時点ではまだがん細胞ではなく、これは前がん状態の細胞です。ここからさらに何年も経て異型性の細胞が、がん細胞になります。

婦人科の診察で、子宮頸部をブラシか綿棒などでこすって細胞を採取し、その細胞を顕微鏡で観察して異常な細胞がないかどうかをチェックします。実際にがんになっていればいうまでもないことですが、前がん状態の異型性の細胞も検出できます。前がん状態から発がんまで数年かかりますので、毎年健診を受けていれば前がん状態の安全なステージで、将来がんになる異常が見つかる可能性が大です。

もう一つの子宮がんである子宮体がんは、検診での発見が難しいがんです。実際、体がん用の検診はそれほど普及していませんし、検査も簡単ではありません。

子宮体がんは不正出血で婦人科を受診して発見されることが多いようです。四十代以降の女性で不正出血があれば、まず体がんが疑われます。従ってこの場合は子宮頸がんだけでなく、体がんの検査も受けることになります。

◎その他の主ながんの検診

残された主ながんは肝がん、食道がん、腎がんと膀胱がんあたりになるかと思われます。これらのがんと、検出が超困難な膵がんの検診について、簡単にまとめておきます。

まず、肝がんですが、肝がんのほとんどは、B型、またはC型肝炎ウイルスに感染した肝臓に発生します。従って、B型、またはC型肝炎ウイルスに感染している肝臓を注意してこまめに検診をしてゆけば、超音波検査で肝がんを検出することはさほど困難ではありません。

食道がんは、上部消化管X線検査でわかりますが、三年に一度の頻度で、胃カメラを受ければ、胃だけでなく食道もチェックされるので、より確実に検出可能です。

腎がんの場合は、人間ドックや健診で腹部超音波検査が普及しているため、腎臓エコーで検出されることが増えてきています、早期では血尿などが出ることは稀ですので、負担の少ない、また低経費の腹部超音波検査は毎年受けることが望ましいと言えます。

膀胱がんは下腹部超音波検査で膀胱内面の変化として疑いがもたれることが発見の端緒となることもありますが、最も多いのは自覚症状からの発見です。膀胱がんでは、痛みを伴わない血尿が出ます。尿管結石の血尿は激しい痛みを伴うのが一般的です。一方、膀胱がんの血尿は痛みがありません。また、この場合は、突然の華々しい出血の割には、血尿は嘘のようにすぐに止まります。一回きりの血尿、しかし痛みはないが、まぎれもないはっきりした血尿の場合、かかりつけ医、または泌尿器科医に相談する必要があります。

健診を毎年きちんと受けておられても、見つけにくいがんがいくつかあります。その代表的ながんが膵がんです。このがんは、見つけることが大変難しく、検診での検出の難易度が一番高いと言えます。

超音波検査では、膵臓内に腫瘍がないかどうかを見ます。早期の膵がんはがん塊の直径は一センチぐらいとなるでしょう。しかし二センチでも膵がんを超音波で見つけるのは至難の業です。膵臓は内臓の奥まったところ、ちょうど胃の後ろに位置しています。腹部の表面から行う超音波検査では、厚い腹壁や内臓の脂肪と胃腸のガスで、邪魔されて写りにくいのです。しかし、がんそのものを見つけられなくとも、がん塊が生じた場合、その影響による膵臓の変化が、次のように見つかることがあります。膵臓の中は膵液を流すための膵管が走っています。がんができると、この膵管の圧迫されたところは細くなって流れがわるくなり、その上流の膵管が太くなります。この膵管拡張が一つのサインとなることがあり、これを契機に膵がんが見つかることがあります。

尚、膵臓超音波検査で、膵管拡張の他にも膵臓に何らかの所見が見つかれば、次の精密検査はＭＲＩ検査になります。ＭＲＩ検査は、検査費用も検査労力も大変な検査で、一次検査としては適当ではなく、二次精密検査として行われるのが一般的です。

Ｄ　高齢期のがん検診の適正年齢

前項で、がん対策の一つの柱は、根治可能な早期のステージでがんを発見する「がん検診」であることを述べています。一般的に、がんの罹患率も死亡率も高齢になる程、高くなってゆきます。従って高齢期においては、がん検診はがん対策に威力を発揮するはずです。しかし最近では、高齢者はいったい何歳までがん検診を受けるべきなのかという問題も生まれつつあります。そこで、がん検診の適正年齢を考えることに致します。

◎がん検診の推奨年齢

国の指針に基づき、市町村は胃がん、肺がん、大腸がん、乳がん、子宮頚がんの五つの頻度の高いがんに対して、公的補助による検診を推奨しています。がん検診には利益と同時に害があります。従って、まず検診を受け始める年齢についていえば、早ければ早いほど良いわけではありません。がん罹患率の低い若年者では、検診による害が利益を上回ることになります。そのことを考慮して、がん検診の推奨開始年齢が定められています。胃がんは五十歳以上、肺がん、大腸がんと乳がんの三種類のがんは四十歳以上で、子宮頚がんは二十歳以上となっています。このように自治体のがん検診には、対象年齢の下限があります。その一方、がん検診の対象年齢の上限はありません。実際の実施状況はどうかといいますと、胃や肺、大腸のがん検診は七十歳で四割近くの人が、八十歳でも二、三割の人が受けています。

外国ではがん検診の推奨年齢の上限が、国のガイドラインで定められていることが多いのです。例えば、米国では子宮頚がん検診は、六十五歳まで、乳がん検診は七十四歳まで、大腸がん検診は七十五歳までとなっています。また英国では子宮頚がん検診は六十四歳、大腸がん検診は七十四歳とし、大半のＥＵ諸国ではがん検診は六十九歳を上限としています。日本では二〇一七年になってがん検診の上限年齢研究が始まったばかりの状況です。

◎がん検診の推奨上限年齢

日本では現在、がん検診の推奨上限年齢がありません。それはどうしてなのでしょうか。

高齢者の場合、検診による癌の早期発見の利益に比べ、健康上の不利益の方が大きい事態がしばしば生じます。例えば、大腸がん検出のための二次検査としての大腸内視鏡検査で、腸に穴が開く事故は約千五百件に一件ありますが、腸壁が弱い高齢者ほど、そのリスクが高くなります。また高齢になりますと、腸の蠕動運動が弱くなります。胃のＸ線検査で飲んだバリウムが腸から排出されず、腸閉塞を起こす高齢者もいます。このように、結果的に不利益が生じるケースが高齢者では多くなってきます。

がん検診は、将来致命的ながんにならないようにするための予防対策です。しかし、この対策による健康長寿への利益は検診を受診することだけで達成されるわけではなく、異常が見つかった場合に、より高度の検査や適切な治療を行うことが必須です。そのような検査や、がんが見つかった場合の治療に耐えることのできない健康状態や体力のない高齢者では、検診の利益が生まれません。

高齢者ではがん検診の利益よりも不利益が目立ってきます。それにも拘わらず、日本でこれまでがん検診の推奨上限年齢が設けられなかった理由の一つに、高齢者は個人差が大きく、一律の線引きがそぐわないという考えがあります。仮に上限を七十五歳とした場合、病弱な七十四歳が検診を推奨される一方で、元気な七十六歳が推奨されないというのは、何とも不自然、非合理的です。

また、毎年検診を受けてきた八十歳前後の高齢者に聞き取り調査をしたところ、全員が「今後も受け続けたい」と答えたという情報もあります。従って、検診に伴うリスクを不安視しつつも、「高齢者だから、もう受けなくてもよいのでは？」とか、「もうそろそろ止めてはどうですか？」などとは医療従事者からは言いにくい状況があるのです。

しかし一方で、がん検診受診の推奨上限年齢の目安さえ示されなければ、どんなに年を取っても検診を受けた方が良いという誤解を招きかねません。今後は日本でもがん検診の推奨上限年齢が設けられることになるものと思われます。現状では個別の事情が十分考慮された上で、高齢者にもがん検診は行われるべきかと思われます。推奨年齢に上限が設けられたとしても、それはあくまでも目安であり、個々の健康状態や価値観、人生観を考慮した上で個人個人が検診を受けるかどうかを判断すべきことでしょう。検診を受けて、また一年、気持ちよく元気で過ごせるという安心感を得たいという高齢者もおられます。受診勧奨年齢が設定された場合、その年齢を過ぎているため公的補助がなくとも受診を希望する高齢者を拒否・排除する理由はなく、また一方、受診を勧奨する必要もないと自然体で考えるべきかと思われます。

(2) 心筋梗塞と脳梗塞

心筋梗塞と脳梗塞は共に血管が詰まる（梗塞する）病気で、心臓の血管が詰まるか、脳の血管が詰まるかの違いです。つまり、両者共に血管が梗塞する疾患で、その発症背景は共通しています。

近年、生活習慣が大きく変化したことにより、肥満、糖尿病、高血圧症、高脂血症が非常に増えています。これら生活習慣病は、いずれも自覚症状がない状態で全身の血管に動脈硬化を引き起こします。動脈硬化とは血管の壁が均等に肥厚したり、血管壁にコレステロールがコブ状に溜まったりして血管腔が狭くなり、最終的には血管閉塞に至る変化です。

A　心筋梗塞・脳梗塞の症状

◎狭心症と心筋梗塞

メタボの状態が続きますと、無症状の状態で心臓の血管に既に動脈硬化が起こっています。メタボから生活習慣病に向かい、動脈硬化が進行して心臓の血管が狭くなりますと、酸素を充分送れないため、何らかのきっかけで突然胸が苦しくなります。これが狭心症で、さらに進んで血管が完全に詰まり、心臓の筋肉が死んでしまって心臓が動かなくなるのが心筋梗塞です。

狭心症にしろ、心筋梗塞にしろ、典型的な症状は、前胸部の中央部から左胸あたりに起こる胸痛です。具体的に言えば、『胸が締めつけられる』『胸が上から圧迫される、あるいは胸の裏側に板のようなものを感じる』というような、特有の胸痛が出ます。

◎脳梗塞

心臓の血管同様に脳の血管の動脈硬化もメタボの状態から始まっており、メタボから生活習慣病になると動脈硬化は加速し、脳梗塞が起こりやすくなっています。脳梗塞の症状は、脳のどの部位（大脳か小脳）で起こるか、詰まる血管が太いか細いかなどによって、現れ方も強さも大きく違ってきます。

大脳にある大きな太い血管に梗塞が起こると、急に左右どちらかの手足が麻痺し、動かせず、感覚がなくなります。また、舌が回らず、自分の現状を話せなくなったりします。ひどい場合は意識障害が現れます。大脳ではなくて、小脳に大きな梗塞が起こると、意識は保たれ、手足の麻痺もなく、会話もできますが、ものすごく強いめまいと吐き気に襲われ、座ってさえいられない状態が続きます。

大きな血管に梗塞が起こった場合は、大脳、小脳のいずれの場合でも、自分も周りの人も事態がただごとではないことがすぐわかり、救急車で病院へ搬送されることになります。

一方、小さな血管が詰まった場合は、症状は軽いものの、ずっと続きます。一人で病院、または診療所を受診できることが多いようです。

◎脳塞栓症

脳梗塞の場合は、メタボ以外にもう一つ、脳梗塞が起こる特別な原因があります。それは心房細動という不整脈です。このタイプの不整脈がある人は、**心房**が規則正しく収縮せず、不規則に**細**かく（小刻みに）震えるように**動**きます。そのため、心臓の内部で自然に血が固まり、ある時、突然、血の塊が心臓より飛び出して脳の血管に向かい、脳内で血管を塞ぎます。これが脳塞栓というタイプの脳梗塞です。脳塞栓は脳の血管が動脈硬化になっていなくとも起こります。心房細動という不整脈は加齢と共に発生頻度が増してゆきます。従って高齢者は、このタイプの不整脈に基づく脳塞栓のリスクが高くなってゆきます。

心房細動が起こっても、何ら自覚症状のない人もいますが、動悸を感じることが一つの自覚症状です。これまでに感じたことのない「胸さわぎ」様の動悸を自覚した場合は、受診が必要です。

B　心筋梗塞・脳梗塞の予防的対処

がんは命にかかわる病気といえども、診断時に直ちに生命の危険に曝される病気ではありません。それに対して、心筋梗塞と脳梗塞は心臓または脳の血管が突然詰まる病気で、大きな血管が詰まった場合は、即、死に至る最も恐ろしい病気です。血管が詰まって症状が出てからの対処は、当然病院・医師に委ねるしか手段がありません。私たち自身は、そのような状況に至らなくする日々の予防的対処を心得ておくことが大切です。

血管の閉塞は、正常のしなやかな血管には起こりません。動脈硬化で、硬く狭くなった血管に起こります。従って動脈硬化を予防することが、心筋梗塞・脳梗塞の根本的な予防的対策になります。この動脈硬化は一朝一夕に血管に生じるものではありません。十年、二十年の経過で徐々に起こってきます。従って、高齢期になってから動脈硬化の予防を始めるのでは遅く、本来は中年期から対策を講じることが必要です。それでは動脈硬化の予防対策ですが、動脈硬化の原因を知れば、その予防がすぐにわかります。

◎動脈硬化の原因

動脈硬化は、高い血圧に対抗するため血管壁が肥厚したり、血管壁にコレステロールがコブ状に溜まったりして、血管腔が狭くなる変化をいいます。このような動脈硬化による血管変化は長い時間をかけて徐々に起こってくるものです。どうして血管に動脈硬化が起こってくるのか、動脈硬化の原因を説明します。

近年生活習慣が大きく変化し、栄養過多と運動不足が基になって、内臓脂肪組織に脂肪が沢山溜まる「メタボ肥満」が著増してきました。ここに悪い原因の全てがあります。内臓脂肪組織は単に脂肪を蓄える倉庫の働きをしているだけではないのです。血圧、血糖値、コレステロール値を悪い方へ調節する（悪化させる）ホルモンのような物質を作ります。従って、内臓脂肪が溜まりますと、そのような物質がたくさん作られます。そうしますと、血圧が上昇したり、血糖値や、コレステロール・中性脂肪などの血中脂肪値が高くなったりして、それが原因で動脈硬化が起こり始まるのです。さらに進行して高血圧症、糖尿病、高脂血症になりますと、これらはいずれも協調して動脈硬化を促進させます。高血圧症、糖尿病、高脂血症は、動脈硬化を引き起こす悪の三人組となります。従って、三悪人を作らないようにすること、つまり生活習慣病を予防する、または適切な治療をすることが動脈硬化対策となります。そこで次項から動脈硬化の予防のために、高血圧症、糖尿病、高脂血症の予防的対策を述べてゆきます。

◎日常生活における高血圧症予防・改善のための対処

血圧が相当高くなってもほとんどの場合、症状がでません。症状の有無と関係なく、高血圧症の診断は血圧の測定によります。適正な状態で測定して、上が百四十、または下が九十以上であれば高血圧症の可能性があると考えられます。何回か血圧測定をした後に、血圧値に基づいて高血圧症と診断することになります。診断と服薬治療の必要性は医師の指導に従うとして、服薬の前に自分で努力すべきことがあります。誰でも服薬は嫌なものですから、服薬開始の前に、また、高血圧気味の人は普段から次の四つは努力してみましょう。

自分自身で注意すべきことの第一は、食塩の摂取制限です。高血圧症の食事療法の最重要点になりますので、減塩のための食事の工夫を以下にまとめます。

①一般に調味料として用いる醤油からの食塩摂取が多いので、副食に二品以上用意する場合は、醤油味の副食が重ならないようにしましょう。
②塩分を少なく料理しますと、味が薄くなり美味しく感じられなくなります。それをカバーするには酸味のある物や香辛料を使うことです。
③塩分を多く含む食品を挙げておきます。味噌汁の味噌、たくあん、梅干し、塩辛などの既製食品は、保存のための塩分を多く含む日本の食卓の定番です。また練り物や肉の加工品も塩分が多いので、これらの食品の摂取過剰に要注意です。
④うどんやラーメンの汁は塩水みたいなものです。かなりの量の食塩が入っています。汁は飲まずに残しましょう。
⑤外食の料理にはどのような料理にも相当量の食塩が含まれていることを知っておくべきです。月に一回くらいの外食なら気にすることもないでしょうが、単身赴任で外食が多い人の場合は、気を付ける必要があるでしょう。
　第二は減量です。運動のみによる減量には限度があり、併行して食事量を減らす必要があります。第三は運動です。運動自体に血圧を下げる効果があります。ウォーキングや軽いジョギングをコツコツ続けることです。一週間に一度だけ、ジムに行って強い運

動をするよりも、通勤途上で歩行時間を増やすなどの日々の努力の方が、効果が高いようです。第四は禁煙です。タバコは血管を収縮させ、血圧を上昇させます。それだけではなく、生活習慣病と共に動脈硬化を促進する大きな要因となります。

◎日常生活における糖尿病予防・改善のための対処

糖尿病の診断は、血液検査によってなされます。空腹時に採血した血液で、血糖値が百二十六以上で、かつＨｂＡ１ｃという検査項目の数値が六・五以上で糖尿病と診断されます。血糖値がさほど高くなくて百～百二十くらいでも、ＨｂＡ１ｃが基準値を超えていれば、食後に予想外の高血糖を来たし、糖尿病傾向、または早期糖尿病になっている可能性が高くなります。血糖は誰でも食後必ず上昇します。ＨｂＡ１ｃは、食後の血糖の上昇の程度を含めた血糖の日内変動を教えてくれる検査と理解して下さい。

糖尿病の治療は「食事療法」と「運動療法」が根幹です。糖尿病傾向の状態や、早期糖尿病の状態では、適切な食事・運動療法で正常状態に戻ることが多いのです。生活習慣病のなかでも、とりわけ糖尿病の場合は、食事療法が極めて重要で、次に述べる食事療法の知識は大いに役立つことになります。

a　糖尿病の食事療法の基本

①適正なカロリー（エネルギー）摂取量

平均的に、男性は一五〇〇～二〇〇〇キロカロリー、女性は一四〇〇～一八〇〇キロカロリーです。

必要となるカロリーを、炭水化物、蛋白質、脂質からバランスよく摂ることが必要です。一般的には、炭水化物から五十～六十％、蛋白質から二十％、脂質から二十～二十五％摂取することが一つの目安です。このように言われても、何をどのくらい食べてよいのかはよくわからないかと思います。この点については、最近は健康本やインターネット情報で食事の献立を写真で見ることができますので、それを参考にするのがよいでしょう。

②一日三食をきちんと摂る

適正なカロリーを三食に分けて摂ることが大切です。朝食を抜いて一日二食にする人がいますが、糖尿病治療が必要な人の場合はこの食事スタイルはよくありません。一日二食にしますと、往々にして一回の食事量が多くなり、食後高血糖をきたしやすくなります。

③夜遅い夕食や夜食はよくない

一日三食に分ける食事とはいえ、三回目の食事（夕食）を遅い時間にドカッと摂れば食後高血糖をきたしやすくなります。さらに、食べてすぐ寝ると、体を動かさないため食後高血糖が長く続いてしまいます。どうしても夕食が遅くなる日は、夕方に軽食をとり、かつ夕食をごく軽くするなどの工夫が必要です。また夕刻頃に夕食をとり、さらに就寝前の夜食は言うまでもなくNGです。

④早食いを避け、ゆっくりよく噛んで食べる

早食いは食後高血糖をきたしやすく、よくありません。

b　糖尿病に適応した食事の注意

①血糖値の急な上昇を抑える食品摂取

炭水化物の成分には糖質と食物繊維があります。キャベツ、レタス、ホウレン草などの葉の野菜は糖質が少なく食物繊維が豊富です。食物繊維は糖質の吸収スピードを抑える働きを持っています。そのため、最初に副菜の葉野菜を摂りますと、その食物繊維によって次に摂り入れるごはんからの血糖値の急な上昇を抑えることが期待されます。

②揚物を控える

糖尿病の場合は、摂取カロリーの制限が根幹的な食事療法になります。ここで摂取カロリーについて、一つの落とし穴があります。食品を天ぷらやフライにしますと、食材の元のカロリー量とは一桁違う量に変身するということです。例えば、茄子二本を焼き茄子で食すると二十二キロカロリーです。天ぷらにすると、二二〇キロカロリーになります。茄子は野菜だからカロリーが少ないと思ったら大間違いです。材料が同じでも、フライ・天ぷらではカロリーがぐんとアップするのです。ですから肉類の場合も、仮に豚肉を食べるなら、トンカツではなくしゃぶしゃぶにするのが賢明です。

③糖質制限について

二〇一〇年頃から糖尿病の食事について、単なる総カロリーの制限ではなく、糖質制限が糖尿病の食事療法に、より効果的であると提唱されるようになっています。現在、糖質制限とカロリー制限のどちらが重要かと言う論争が未解決です。糖質もエネルギー源として重要で、あまりにも極端な糖質制限は体にはよくないでしょう。現時点では、カロリー制限の中で、緩やかな糖質制限、例えば主食のご飯はお茶碗に一食一杯（大盛りではなく）を、一日二杯ぐらいを一つの目安として組み入れることが妥当なところかと思われます。

日々の生活における糖尿病対策の最後は、「運動」です。いきなり激しい運動を始めるのではなく、軽い汗ばむ程度の歩行を一日二十～三十分くらいから始め、徐々に時間を長くしてゆくのがよいでしょう。通勤については、マイカー通勤をやめて電車を利用し、通勤途上での歩行時間をできるだけ長くするなどの工夫が必要です。自宅と最寄り駅の間を回り道して歩いたり、電車の一駅間を歩くなどの努力をするのがよいでしょう。

◎日常生活における高脂血症予防・改善のための対処

血液中の脂肪にはコレステロールと中性脂肪がありますが、既に述べていますように血管壁に溜まり動脈硬化の原因になるのはコレステロールです。中性脂肪は、自身は血管壁に溜まりませんが、コレステロールの性状を血管に溜まりやすいように変化させるので、結果的に動脈硬化を促進させます。従って、動脈硬化の予防にはコレステロールと中性脂肪の増加を抑える日常生活の対処が必要となります。その対処は食事面と運動の努力ですが、食事面の努力は同じ脂肪でも、コレステロールと中性脂肪では対策が異なります。

a　コレステロール高値に対する食事対策

コレステロール対策は、食事の全体量を抑えることとコレステロールを豊富に含む食品を控えることになります。まずコレステロールの多い食品として、肉や卵にはコレステロールが多いですが、良質の蛋白質も多く含まれていますから、制限し過ぎるのもよくありません。食べ過ぎなければよしとすべきでしょう。それから、コレステロールは小魚の内臓にも多いですし、いか、たこ、えび、うになど、鮨のネタになるものにも多いのですが、毎日食べるわけではありません。それに対してよく食べる食品で注意すべきものは、乳製品と乳製品を使用している菓子です。

乳製品としては牛乳そのものの他に、ヨーグルトやバター、チーズがまず浮かびます。牛乳やヨーグルトは栄養面だけでなく、大きな健康増進作用があります。一定量は食べてその効果を活かすべきです。チョコレート、ケーキ、アイスクリームなどの牛乳と卵をふんだんに使った嗜好食品を控えると考えるべきでしょう。

b　中性脂肪高値に対する食事対策

次は中性脂肪対策です。

①食事面の注意と努力

生活習慣病の予防のための食事の注意は、そのほとんどが摂取制限となります。中性脂肪高値の対策も、「また然り」で、総摂取カロリー（食事量）の制限が必要です。さらに、脂肪の多い食品と共に、糖質を控えることを知っておくべきです。

血中の中性脂肪が高くなるのは、脂肪をたくさん摂取することだけが原因ではありません。糖分やアルコールの摂取過剰でも高値となりますので、その摂取制限が必須です。とりわけ男性で、高中性脂肪高値のコントロールがうまくいかない場合、アルコールの飲み過ぎが原因のケースが珍しくありません。また、果物は水菓子といわれるくらい、糖分をたくさん含んでいますので、中性脂肪高値の場合は果物の摂り過ぎはよくありません。

②積極的に摂取することが望ましい食品

中性脂肪高値の予防対策として積極的に摂取が勧められる、つまり摂取によって中性脂肪を下げる効果を持つ食品があります。それは食物繊維と青魚です。

食物繊維には食べ物の消化吸収スピードを抑えて、食後の血糖や中性脂肪の上昇を抑える働きがあります。この働きを利用するため、食事の初めに、食物繊維を含む副食（葉野菜）を摂ることが望まれます。

次に、青魚にはＤＨＡやＥＰＡという脂質が含まれています。ＤＨＡやＥＰＡは認知機能の低下予防によいということは広く知られています。その作用とは別に、血中の中性脂肪を低下させる作用があります。

c　高脂血症に対する運動面での努力

一般的に運動によってコレステロール値はある程度下がりますが、なかには驚くほどよく下がる人がいます。コレステロールに比し、中性脂肪は運動による効果がより大きいようです。ですからまずは生活習慣の中の運動の努力をすべきです。

運動の種類としては、ウォーキング、軽めのジョギングや水泳などの有酸素運動で充分で、それを継続していくことが大切です。運動をスタートしたら、一回あたり二十分以上続けるようにしましょう。運動開始直後は主要なエネルギー源として体内の糖が使われますが、二十分くらいを境に、エネルギー源に占める脂肪の割合が増えてくるからです。中性脂肪コントロールのためには、脂肪を消費する、つまり二十分以上の持続した運動がより効果的といえます。

第三章　生命の危険よりも要介護に繋がる病気とその対処

（1）認知症

A　認知症の症状

B　認知症の予防的対処

（2）サルコペニア

A　サルコペニアとは？

B　サルコペニアの予防と対策

（3）フレイル

A　フレイルとは？

B　フレイル健診

C　フレイルの予防と対策

がんを免れ、また心筋梗塞や脳梗塞などの生命リスクに直結する病気に罹ることなく過ごしてきても、近年、健康長寿を阻む要介護状態に陥る病気が増えてきました。それが神経機能低下による認知症と、身体機能低下によるサルコペニアです。要介護状態になりますと、本人の苦悩だけではなく家族の精神的・肉体的負担が非常に大きくなります。さらに、介護に伴う医療費が巨大化し、国家財政を圧迫しますので、要介護となる病気の増加は二十一世紀の大きな社会問題となっています。本章の第一項では、認知症について、サルコペニアは第二項で述べます。

また、要介護状態とまではいえないものの、身体機能低下、神経機能低下のいずれか、またはその両方がみられる非健康的な状態に陥る人が増えてきました。このような状態はフレイルと呼ばれるようになっています。第三項ではそのフレイルを紹介します。

(1) 認知症

A　認知症の症状

◎心配のない物忘れと要注意の物忘れ

認知症の基本的な障害は記憶力、注意力、計画力、判断力などの認知機能の障害で、発症早期に現われます。早期の認知機能の障害のなかでも、真っ先に現われるのが記憶力の低下で、いわゆる物忘れです。物忘れは自分で気付きますので、多くなると非常に気になります。しかし、物忘れだけでは認知症が始まっているとはいえません。物忘れには心配のない物忘れと、要注意の物忘れがあります。心配のない物忘れは、テレビに映った俳優の名前が思い出せない、文章を書いていて、漢字一文字が思い出せないことなどです。

一方、要注意の物忘れは、一、二日前に体験したことを思い出せなかったり、忘れたりしてしまうことです。例えば、昨晩は誰とどこで何を食べたかというような、一つの出来事を忘れて思い出せないことです。また、昨日確認し合ったことを（本人は忘れているので）、何度も尋ねたりすることもあります。

◎発症初期の認知機能障害の症状

心配の要らない物忘れは多かれ少なかれ誰にでもあることです。これは病気、つまり認知症の始まりではありません。前述の要注意の物忘れが、認知症による記憶力の低下です。

認知機能には記憶力の他に、注意力、計画力、判断力があります。記憶力に続く認知機能の低下は、注意力に現われます。注意力が低下すると、これまでこなせていた仕事にミスが目立つようになります。次に、計画力が低下すると、仕事の段取りが悪くなり、また判断力が低下すると、物事をなかなか決められなくなったりします。これは、本人よりも周囲の人によく気付かれますので、職場では結構目立ちます。主婦の場合は、夕食のおかずの献立が、これまでのようにスムーズに決めてゆけないというようなことが出てきます。このように職場や家庭の日々の生活で本人も周囲の人も多少の支障をきたします。このほか、性格が変わったように怒りっぽくなったり、頑固になったりします。また、これまで楽しんでいた趣味に興味を示さなくなったり、何となく活気がなくなったりすることもあり、症状はうつ病のようにも見えます。これらが初期の軽度認知機能障害の症状ですが、このような段階では要介護に至りません。

病気が進みますと、仕事はもとより日常の基本的な行動にもそれなりの支障が出てきます。また、精神的な活力も低下し、それが身体機能の低下を招くことにもなり、いずれ要介護状態に陥ってゆくことになります。尚、要介護になるのは大変なことですが、病気がさらに進みますと、徘徊や、異常興奮、暴力などの行動異常が出てくることがあります。こちらの方が介護者の大きな負担となり、より大変です。

B　認知症の予防的対処

◎軽度認知機能障害の日常生活での対処

明らかな認知症に進行してしまえばその対処は極めて困難です。そのため認知症の対策としては、健常高齢期で、あるいは「軽度認知機能障害」の段階での予防的対処が重要です。しかし、軽度認知機能障害に陥る前から、認知症にならないための決定的な対策はありません。でも、軽度認知機能障害の前、またはその状態に入りかけた時点で、その後の認知症への進行を抑える有効な予防的対策がいくつかあります。

まず、軽度認知機能障害のステージで、病気の進行を抑える有効な対策は運動であることが、多数の研究の結果として認められています。運動は特別な運動でなくてもよく、有酸素運動として軽く汗ばむ程度のウォーキングが基本です。また、できるだけ脳の活性化に繋がる知的活動を盛んにすることが良いようです。知的活動は各種ゲーム（特にボードを使う将棋、囲碁、オセロなど）、音楽活動（楽器演奏、カラオケなど）や読書です。自分一人でなく、仲間と共にからだや脳をよく使うゲームや音楽活動により、人との交流を増やすことが効果的です。

人との会話は脳を活性化させますが、この場合、聴力低下が人的交流の妨げになります。実際、聴力低下はコミュニケーション能力の低下や社会的孤立に繋がり、認知症の最大のリスクになります。そのため、高齢者の聴力低下は、「年だから仕方がない」では済まされなく、積極的にその改善に努めることが重要です。聴力低下の対策は第四章で述べますが、補聴器を使用することになります。

◎認知症の予防に役立つ栄養素とその食品

認知症と栄養素の関わりについては、何千という、実に多数の研究論文が発表されてきました。残念ながら、何らかの栄養素により認知症の予防が確認された、または一旦発症した認知症が回復したという報告はありません。しかし、認知症予防と栄養素の関連について、何ら有益な情報がないかというと決してそうではありません。栄養素の摂取状況によって、認知症の発症率に差が現われることを観察した研究が多数見られるのも実状です。それぞれの観察研究で、認知症の予防に有益と考えられるものは、抗酸化物質とオメガ脂肪酸の二つのグループの栄養素です。

まずは抗酸化物質です。活性酸素は体のすべての細胞で発生し、どの細胞にも同じ障害を引き起こし、さまざまな病気の発症に関与します。この活性酸素は脳にも障害を与えるため、認知症の発症に関わってくることになります。そのため、体内で発生する活性酸素の減弱・消失に働く抗酸化食品を摂取して、その食品の抗酸化作用を利用することが脳を含むからだ全体を護ることにつながります。

抗酸化物質としては、ビタミンC、ビタミンEなどの抗酸化ビタミン、ほとんどすべての野菜や果物、または緑茶やコーヒーなどの嗜好食品に含まれるさまざまなポリフェノールが代表的です。中でも特に認知症によいと報告されている抗酸化食品は生姜やウコンに含まれるクルクミンと、オリーブオイルに含まれるオレオカンタールです。カレー粉にはウコンが入っていますので、ウコンを知らなくともカレーを食べていれば自然とクルクミンを摂取していることになります。抗酸化ビタミン、ポリフェノールに続き、強い抗酸化作用を示す物質はメラトニンで、くるみに多く含まれています。

次は、認知症によい二つ目のグループの栄養素であるオメガ3系脂肪酸とオメガ6系脂肪酸を含む食品です。オメガ脂肪酸というと、聞いたことがないと思われるかもしれませんが、青魚に多く含まれるＤＨＡ、ＥＰＡがそれに当たるといえば、「あぁ、そうなんだ」と安心されることでしょう。とりわけＤＨＡは脳の活性化、または認知症予防によいとされるオメガ３系脂肪酸で、その健康効果はまず間違いないと思われます。

オメガ脂肪酸には３系の他に６系があります。オメガ６系脂肪酸には、アラキドン酸（ＡＲＡ）という脳機能に役立つ脂肪酸があります。アラキドン酸はオメガ３系脂肪酸と違って、肉や卵に多く含まれます。ＡＲＡもＤＨＡ同様に、脳の神経細胞に多く含まれ、脳の健常な活動に必須の脂肪酸です。肉や卵の摂り過ぎで高脂血症を招くことはよくないことですが、肉や卵を全く摂らないのも食事からのＡＲＡの補給がなくなるため、脳の機能に支障をきたします。従って肉や卵を適切に摂取することが大切です。

◎メタボ、生活習慣病の適切な治療

認知症対策の最後は、メタボの改善と生活習慣病の適切な治療で、これが実質的かつ効果的な対策となります。生活習慣病（糖尿病、高血圧症、高脂血症）は、そのいずれもが動脈硬化を引き起こし、心筋梗塞や脳梗塞という最終病変に繋がります。しかし、それだけではなく、脳の血管全体にも動脈硬化を起こすため、脳の血流が減少し、神経細胞を傷害して認知症の進行を加速させます。生活習慣病のなかでも糖尿病は、動脈硬化を促進させるだけでなく、高血糖による神経細胞の傷害をも引き起こすため、認知症の発症リスクを高める最も危険な病気です。

実際、生活習慣病を適切に管理すれば、既に認知機能障害が出ている人においてもその進行が抑えられるという医学的報告があります。その報告では、生活習慣病と喫煙を全く管理しなかったグループの人では認知機能障害は予想通りに進行しましたが、禁煙に加えてすべての生活習慣病を適切に管理したグループの人の認知症の進行はごくわずかで、両グループ間で認知機能障害の進行に大きな差が出ました。

この結果は、生活習慣病を併存した軽度の認知症に対して生活習慣病を適切に治療することが、認知症の進行阻止に役立つことを示します。これは、今後の認知症対策に明るい展望が開かれることを示す、実に有益な知見となります。

(2) サルコペニア

A　サルコペニアとは？

運動器は、体を支え、運動を実施する器官で、これには骨、関節、靭帯、筋肉が含まれますが、それぞれの部分の障害でさまざまな病気が起こります。このうち、筋肉が衰え（筋肉減少）、筋力低下をきたすことによって、身体機能が低下する病気がサルコペニアです。サルコペニアは馴染みが薄い病名ですが、要支援・要介護に繋がる頻度が高く、今世紀に入り、急にクローズアップされるようになりました。

腰椎や膝関節の障害からくる病気と骨粗鬆症は非常にありふれた病気ですが、これらの病気が原因で要介護状態に陥ることはそれほど多くはありません。一方、高齢者で筋肉減少に伴ない筋力低下を来すサルコペニアは、要支援・要介護に繋がりやすく、その対策が重要視されるようになったのです。

◎サルコペニアの症状と診断

人は誰でも、四十歳頃から筋肉が減少してゆきますので、高齢者で筋力がある程度低下するのは仕方ありません。しかし、高齢者層で平均より筋肉の減少程度が顕著で、身体機能に障害が出てくると、それは仕方がないでは済まされません。

サルコペニアになると、歩行速度や握力によって、おおよそは自分でわかります。歩行速度、例えば青信号の間に横断歩道を渡り切れるか切れないかや、握力としてはペットボトルのキャップが開けられるか、開けにくいかなどで、何となくわかります。また、簡単な筋力テスト、つまり、上肢を握力検査で、下肢をスクワット様の検査で筋力測定することによっておおまかな診断ができます。明白な筋力低下が認められれば、専門病院のサルコペニア外来で筋肉量の測定を受けることになります。

◎何故、加齢と共に筋肉が減ってゆくのでしょうか？

加齢と共に起こってくるサルコペニアの原因としては次のような事が考えられます。

筋肉は使い傷み、使い減りしてゆきますので、常に筋肉を作ってゆく必要があります。筋肉は蛋白質からできていますので、筋肉を作るために常に蛋白質を補給しなければ筋肉量が維持できません。ところが、高齢になってゆくにつれて肉を食べる量が減るなどして、一般に蛋白質摂取量が低下し、筋肉の蛋白質を合成するのに必要な原料不足のため、筋肉を充分作れないことになります。

また、適度な運動は筋肉の蛋白質合成を刺激しますが、一般的には年齢と共に運動量が減るため、筋肉蛋白質の合成が低下します。さらに、加齢と共に筋肉を含め、からだ全体に活性酸素が溜まりやすくなりますが、活性酸素によって筋肉細胞が傷つけられ、筋肉蛋白質の分解が進行してゆきます。これらの複合的な要因によって、加齢と共に筋肉の減少が起こりますが、それが顕著になった状態がサルコペニアです。

B　サルコペニアの予防と対策

サルコペニアに対する日常生活の注意ですが、筋肉量を食事と運動で改善させ、筋力を回復することは充分可能です。しかし、食事の摂り方と運動の内容が重要です。

食事で蛋白質を摂って、それを胃腸でアミノ酸に消化分解した後、アミノ酸を吸収して、そのアミノ酸を使って筋肉で筋肉蛋白質を合成します。アミノ酸には二十種類あります。筋肉蛋白質をつくるのにはロイシンなどの三つの重要なアミノ酸があり、肉や乳製品として摂り入れなければなりません。

また、運動もメタボリックシンドロームの予防・対策のための運動はウォーキングなどの有酸素運動で充分ですが、サルコペニアの予防・治療には、ジムでマシンを使って筋肉を鍛えるレジスタンス運動を組み入れる必要があります。次は筋肉障害を来す活性酸素対策です。筋肉細胞で発生する活性酸素によって筋肉細胞が障害され、筋肉減少が起こります。しかし、活性酸素はＡＴＰエネルギーを作る際に生じるもので、ＡＴＰを沢山必要とする筋肉で活性酸素がある程度生じるのは仕方ありません。大切なことは、悪しき生活習慣で継続的に大量の活性酸素が生じることを避けることです。悪しき生活習慣は喫煙、深酒、過激な運動、ストレス、過労などです。それと共に、活性酸素を消去する抗酸化食品を積極的に摂取することも対策になります。抗酸化食品については前項の認知症で述べてあります。

最後は睾丸由来男性ホルモン（テストステロン）や副腎由来のＤＨＥＡホルモンと筋肉老化の関係についてです。両ホルモンには筋肉維持に働く作用があることから、両ホルモンの維持が筋肉老化の予防に貢献します。しかし、男性ホルモンは否応なしに加齢と共に分泌低下をきたします。加齢による男性ホルモン分泌の自然低下は仕方ありませんが、病的低下は対策の余地があります。また、副腎が作るＤＨＥＡホルモンも年齢と共に分泌が低下してゆきます。副腎機能の自然老化が原因でＤＨＥＡホルモンの分泌が低下してゆくのも仕方ありません。しかし、過剰のストレスや悪しき生活習慣によって副腎の疲労を引き起こせば、ＤＨＥＡホルモンの病的な分泌低下を招き、筋肉減退を促進させることになります。これらの点の対策については、次章の男性ホルモン分泌低下の対策（１１８頁）とＤＨＥＡ分泌低下の対策（１２９頁）で述べてあります。

(3) フレイル

A フレイルとは?

二〇一〇年代に入り、新聞や雑誌の健康コーナーの記事で、サルコペニアと共にフレイルというカタカナの言葉をよく見かけるようになってきました。両者はかなりオーバーラップするところがありますが、フレイルの方が「心」を含む、より広範囲な心身の非健康的な状態を表す医学用語です。

フレイルという言葉を一言でわかりやすく言えば、「加齢と共に心身が老い衰え、活力が低下して脆弱になった状態」という意味になります。心身の活力低下ですから、身体機能と精神・神経活動の両方、またはいずれかの働きが弱まっている状態です。まず、身体機能の低下としてのフレイルの最も大きな原因は筋肉の衰えで、別項で述べているサルコペニアです。筋肉の衰えのために、無意識のうちに身体活動量の低下をきたしています。

次に、フレイルでは精神的、神経的活動の低下により、うつ病や認知症に近い症状が見られることがあります。精神的活力の低下による症状として、気力がなくなり、何をするのも面倒に感じたり、訳もなく疲れた感じがしたりします。つまり、うつ病に近い症状です。また、神経機能の低下の症状としては、認知機能の低下があります。

人は誰でも年を重ねると、徐々に心と体の働きが弱くなり、外出機会が減り、それによってさらに心身の機能が低下するという悪循環に陥ります。人並み以上に心身の機能が低下した人、つまりフレイルに陥った人は、そのようなフレイルを経て、要介護状態に進むことになります。このようにフレイルとは、病気とは言えないまでも、健康状態と何らかの手助けや介護が必要な要介護状態の中間にある状態といえます。

B　フレイル健診

日本は、近年平均寿命が非常に延伸し、世界に冠たる長寿国になりました。これは高齢者が大幅に増えたことを意味します。二〇二一年には高齢比率が二十九％で、第二位のイタリアを五・五％上回る断トツの世界一位です。わが国の高齢者の特徴は、前期高齢者は健康度、就労率が他の先進国と比べて高く、理想的な状態にあります。しかし、後期高齢者になると要介護認定者が大きく増え、健康寿命に問題が出ている状況です。二〇二〇年に、後期高齢者が前期高齢者を上回る人口構造になったのを契機に、後期高齢者のフレイル状態のチェックが検討されるようになりました。

フレイルに対しては、高齢者の身体、精神、社会性の低下を総合的に評価することが重要です。厚労省は、高齢者のフレイル対策見地からの健康状態を把握できるチェックリストを作成しています。このチェックがフレイル健診です。フレイル健診のチェックは、「健康状態」、「心の健康状態」、「食習慣」、「口腔機能」、「体重変化」、「運動・転倒」、「認知機能」、「喫煙」、「社会参加」、「ソーシャルサポート」の十領域の計十五の質問から構成されています。この質問表に解答し、それを年一回の「後期高齢者健診」の際に提出するなどして、フレイルチェックを受けることになります。

フレイル対策は始まったばかりですので、フレイル健診はまだ充分に社会に浸透していません。今後、この制度が充実して、フレイル健診の解答に応じた対応によって、高齢者の要介護リスクが減少していくことが期待されます。

C　フレイルの予防と対策

フレイルでは、「心」の活力低下として認知・精神機能の障害か、「身」の活力低下としてサルコペニア的筋力低下のいずれか、或いは両者がみられる状態となります。従ってフレイルの予防と改善には、認知・精神機能障害とサルコペニアの両対策が必要となります。本章の前二項に述べていることですが、それをまとめて以下に反復します。

フレイルの予防は適切な食事、運動、そして社会参加の三つの柱から成り立ちます。

まず一つ目の食事ですが、バランスの良い食事で栄養を、とりわけ筋肉のもととなる蛋白質を赤身の肉、卵、魚などからきっちり取り入れることです。歯や歯肉に問題があればしっかり咬むことができず、食事がおろそかになりがちで、栄養を充分に摂れなくなります。定期的に歯科でチェックを受け、口腔機能の保持を図ることも大切です。よく噛むことは脳へ良き刺激を伝え、認知機能の低下を予防することにも役立つことがわかっています。

二つ目の柱は運動です。家でゴロゴロして過ごしたり、テレビの前で座り続けたりする生活はよくありません。家の中でもできるだけ体をこまめに動かし、また、ウォーキングを日々の日課にするなど、運動を継続するように努めましょう。筋力低下の予防には単なる散歩ではなく、筋肉に負荷をかける筋トレが有効です。可能ならスポーツジムで行う筋トレが望まれます。

三つ目の柱は社会参加です。何らかの形で家から外に出て、社会との接点を持つことです。友人とおしゃべりや食事をする、地域のボランティア活動に参加する、カルチャーセンターで趣味や習い事を楽しむなどの社会参加で、自分に合った活動を見つけることが大切です。社会との接点を持つことにより気力の低下が防がれ、認知機能の向上も図れます。

何となく心や体の活力低下をきたしているフレイル状態になれば、三つの柱より成る適切な対処を続けてゆくことが大切で、それによってフレイルは予防も治療も可能です。

第四章　生命の危険や要介護に繋がることの少ない、主な病気とその対処

（1）眼に関する健康障害・病気
（2）聴力障害（難聴）と耳鳴り
（3）排尿に関して不快症状を呈する病気
（4）便秘症
（5）口腔機能の健康障害
（6）内分泌（ホルモン）機能の低下による健康障害

加齢と共に、全ての臓器の細胞は否応なしに老化してゆきますので、からだ全体にわたってさまざまな障害が出てきます。第二章と第三章で述べましたような、生命の危険や要介護に繋がる病気ではなく、「年のせい」で多少の諦めのつく健康障害・病気を、本章で述べてゆくことにします。なかでも最も普遍的な健康障害は、感覚器（眼や耳）の機能障害と、排泄（排尿・排便）に関する症状でしょう。これら「年のせい」で多少諦めがつく健康障害は、「平均寿命」を短縮させません。しかし、ＱＯＬを低下させますので、「健康寿命」に微妙に影響します。ＱＯＬを上げ、より良き「健康長寿」のために、ここで一度考えてみることにしましょう。

(1) 眼に関する健康障害・病気

物を見（視）るということは、五感（視覚、聴覚、嗅覚、味覚、触覚）のなかでも、とりわけ大切な感覚です。身体のほかの部位の症状よりも、眼に何らかの症状が出れば、ほとんどの人は真剣に心配します。さまざまな症状のなかでも、とりわけ「眼がかすんだり、視界がぼやけたりして、物が見づらい」という症状が多いようです。これらは、単なる眼の疲れによってでもよくみられる症状ですが、それなりの病気が原因となっている場合もあります。ここで、眼のかすみなどの症状が現れる障害をまとめます。

◎白内障

眼球の一番外側には角膜があり、その奥に、カメラで言えばレンズに当たる水晶体がありますす。水晶体は凸レンズで、外界からの光は水晶体で屈折して、眼球の一番奥の網膜で映像を結び、その映像が脳へ伝えられます。

白内障は、レンズの役割をしている水晶体が白く濁って光がきれいに入りにくくなった状態です。白内障は五十代以降に出始めます。七十代以上では視力に影響しないものを含めると、ほとんどの人に濁りが見られ、水晶体の濁りは老化現象の一つといえます。水晶体の濁りが出始め、白内障が始まっても、自分で気が付かないことも多々あります。

白内障の初期では、「視界が白っぽく、ぼんやりする。霧、または煙の中で物を見ているような感じ」「光が入りにくいはずなのに、光がまぶしい。例えば、夜間の車の運転で対向車のライトが異様にまぶしく感じる」というような症状を自覚します。進行して日常生活に不自由、不便を感じるようになれば、手術で治すことができます。手術は、老化した水晶体を吸引によって取り出し、そこへ眼内レンズを挿入する方法です。

◎眼精疲労と老眼

眼精疲労はパソコンや携帯電話のモニター画面を長時間見続けたために起こる、いわば目が疲れた状態です。物を視る際には、前述の水晶体につながっている毛様体筋という筋肉を緊張させたり緩めたりさせて、水晶体（レンズ）を縮めて厚くしたり、伸ばして薄くしたりしてピントを合わせています。パソコン画面やスマホを見続けますと、毛様体筋の緊張状態が続き、ピント調節機能が低下し、視野が一時的にかすんで見づらくなるのです。パソコン業務を続ける時は、時々眼を休めるようにすること、また、スマホに熱中し過ぎないようにすることです。

尚、老眼は同じようなことで起こります。老化により、水晶体や毛様体筋の弾力が低下してゆきます。近くを見る時、水晶体が膨らんで厚くなることができにくくなり、ピントが合わなくなってしまうのです。水晶体の老化で、これがいわゆる老眼です。

◎飛蚊症

ほとんどの人は飛蚊症とは、目の前を蚊のようなものが飛んでいるように見える現象として聞いたことがあるのではないでしょうか？　「蚊が飛ぶ」と書きますが、目の前の視野に現われるのは蚊だけでなく、視界に虫のようなもの、糸くず、黒い点、薄い雲のようなものが飛んでいるように感じる場合があります。

そのような症状が何年も変化なく続いている場合は、老化による生理的な飛蚊症、つまり加齢性飛蚊症である可能性が高いといえるでしょう。実際、飛蚊症の多くは加齢により、硝子体という眼球の中心部の組織が濁ることによるものです。加齢性の変化で心配はいりませんし、治療の必要性もありません。これに対し、次に述べる飛蚊症は病的です。実際、蚊が飛ぶような症状ではありません。

例えば、視界の中に閃光のようなものが見える、眼の奥がチカチカ光るように感じるという症状は、網膜が裂けてはがれる、いわゆる網膜剥離の可能性があります。すぐに眼科を受診しなければなりませんし、網膜剥離が起こっていれば手術が必要です。また、網膜剥離が起こりかけた際の症状は、突然飛蚊症を感じ始めた、または急に浮遊物が増えたというような症状で、網膜剥離の前兆症状の可能性があります。このような場合も眼科受診が必要です。網膜剥離が始まりかけていても、この時点ではレーザー照射という簡単な治療で対処できるようです。

次に、目の前に墨が垂れてきたとか、赤いカーテンを引いたように見える、または深い霧がかかったように見える場合は、眼球内に出血を起こしている可能性があります。いずれの場合も、単なる飛蚊症ではなく、異常であることが本人にはすぐわかります。

(2) 聴力障害(難聴)と耳鳴り

年をとると多くの人は耳が遠くなります。ほとんどの場合、耳の自然老化による難聴、つまり加齢性難聴で、ある程度の聴力低下は病気というほどの事でもなく、仕方ありません。また難聴と共に耳鳴りの頻度も増えてきます。しかし、聴力低下が強いと、単に聞こえにくく不自由というだけの問題ではなく、認知症リスクが高くなるなど全身的な障害が出ることになり、対処が必要です。

◎加齢性難聴

耳が聞こえにくいと感じる人は、早ければ四十歳代からみられますが、多くは六十～七十歳代で増えてきます。七十歳では半数程度の人に難聴があると考えられています。これが加齢性難聴です。症状は徐々に進行するので、実感しにくいのが特徴です。何度も話を聞き返すなど、コミュニケーションが取りにくくなったり、食事など大人数での会話でさまざまな音に囲まれる中、話題についていけなくなるのが典型例です。

耳はとても繊細な器官です。ジェット機が離着陸する空港や騒音の激しい環境に長くいたり、高血圧や糖尿病などで血管が硬くなって耳の組織が傷んだりすることが、難聴の大きな原因と、従来から考えられてきました。しかし近年、新しい原因が生じるようになりました。若いうちからヘッドホンで大音量の音楽を聴くこと、大音量でなくとも長時間ヘッドホンを使って耳を酷使することでも難聴のリスクが高まるのです。実際、WHOは世界中で十一億人の若者が難聴のリスクを抱えていると警鐘を鳴らしています。「ヘッドホン難聴」という言葉が生まれる時代で、根本的な対策が必要となっています。

近年、難聴は認知症にとって最大の危険因子と考えられています。難聴により、脳への情報量や刺激が減って、認知機能の低下がもたらされ、脳の働きが弱まることが原因と考えられます。また、耳が遠くなりますと人との接触や交流をためらいがちになり、脳への外界刺激がますます減り、悪循環に陥ることになります。若い頃からヘッドホン難聴になってしまうと中高年から難聴の進行が強まり、認知症のリスクが高くなるので要注意です。

難聴の対策ですが、聴覚を司る神経は一度損なわれると元に戻すことはできず、聴覚の回復は補聴器を使用することが基本です。聞こえにくいと感じたら、なるべく早く耳鼻科専門医の診察を受け、症状が軽いうちに残った聴力を維持するためにも積極的に補聴器を使うことが望ましいようです。

◎耳鳴り

耳鳴りとは、耳の外からの音の刺激がないにもかかわらず、音が聞こえるものをいいます。ボーンという低音のモーターのような音だったり、キーンという飛行機のような音だったり、人によって感じ方はさまざまです。ところで耳鳴りには原因のあるものと、原因がよくわからないものがあります。

耳鳴りの原因となる、よくある病気はメニエール病と突発性難聴です。これら二つは内耳の病気です。これらは高齢期の耳の病気というより、若年～中年期の働き盛りの世代に多いようです。メニエール病や突発性難聴は耳鼻科で治療を受ければ治ります。これらの病気では、主症状のめまいや難聴とともに耳鳴りも消失してゆきます。一方、世の中には何ヶ月も、何年も耳鳴りだけが続いて悩んでいる人が多いのです。つまり、中耳や内耳の病気と関係なく、いつからとはなく感じるようになって長年続いている耳鳴りが一番多いのです。このような耳鳴りは高齢期に増えてきます。一般的には内耳の障害が契機として起こることが多いようです。

しかし、内耳の障害の詳細は残念ながらほとんどわかっていません。そもそも音は空気の振動ですが、その振動が外耳から中耳を介して内耳に伝わると、音の振動はそこで電気信号に変換され、電気信号として脳に伝えられます。耳鳴りは外界からの音刺激とは無関係に、内耳で発生した異常な電気信号と考えられます。

何となく、いつからとはなく起こってくる耳鳴りの治療は困難なことが多いようです。実際、このような耳鳴りで耳鼻科を受診された患者さんから、「よくなった、治った」と言う声はほとんど聞こえてきません。耳鳴りが聴こえるという場合、検査するとその多くに難聴が認められます。難聴のため、からだ自体が自然に聴神経の感度を高くしようとしている結果、内耳で発生した余計な電気信号を耳鳴りとして拾ってしまうというように考えられています。そのため、補聴器で聴神経の感度をコントロールすれば、耳鳴りも少し軽減するといわれており、これが一つの対策となっています。

(3) 排尿に関して不快症状を呈する病気

排尿は膀胱に溜まった尿を排泄する作業です。高齢者の排尿における不快症状は、圧倒的に男性に多いのですが、それなりの理由があります。男性は膀胱の下に前立腺がくっついており、排尿に関する不快な症状は膀胱自体が原因のこともありますが、前立腺の異常が原因となることが多いからです。排尿に関する不快な症状は頻度が高く、いずれも身近な病気によるものです。病名からいうと、前立腺肥大症、過活動膀胱です。

◎前立腺肥大症

前立腺は男性特有の臓器で、栗ぐらいの大きさで膀胱の真下にくっついています。尿は膀胱から前立腺の中心部を貫通している尿道を通って流れ出ますので、尿道は周囲から前立腺にとり囲まれるようになっています。前立腺肥大症は、名前の通り前立腺が肥大化してくる非常にありふれた病気で、実際、五十代では五割、七十代では七割の男性が前立腺肥大症になっているといわれます。高齢になるにつれ、遅かれ早かれ、ほとんどすべての男性がかかる病気、または老化現象のようなものといえましょう。

前立腺が肥大すると、前立腺の中心部を貫通している尿道が、肥大した前立腺で圧迫され、尿道が狭く細くなります。そのため、尿が尿道をスムーズに通過しにくくなり、次のようなさまざまな不快な症状がでます。『尿の勢いが悪く、途中で途切れる』『尿の切れが悪く、残尿感がある』『昼間も夜間も排尿回数が多い』などです。これら前立腺肥大による、ある程度の症状は仕方ありません。しかし治療が必要な場合と、注意すべきことがあります。

まず、治療を考えるべき状況についてです。「夜中にトイレに行く回数が増え、ぐっすり、すっきり眠れない」「会議中にトイレに行きたくなり、我慢できなくて困る」などの症状が出るようになれば、生活や仕事に支障を来たします。また、肥大した前立腺は膀胱を刺激しやすく、「尿意を催すと我慢できず、漏らしそうになる」という症状を併発しやすくなります。これは次項で述べる過活動膀胱の症状です。これらの症状が出るようになれば、前立腺肥大の治療を受けることを考えるべきです。

次は注意すべき点についてです。前立腺肥大は加齢性変化ですが、それとは別に前立腺がんが高齢になるとしばしば出てきます。前立腺がんは最近増えてきていますが、前立腺がんに特有の症状はありません。前立腺が肥大していることは、超音波検査をして前立腺の大きさや形状を見れば、すぐわかります。しかし、超音波検査で前立腺が肥大していることがわかっても、がんができているかどうかはわかりません。がんの診断には、ＰＳＡという項目の血液検査を要します。がんがあればＰＳＡは高値を示します（46頁）。

前立腺肥大が超音波検査でわかった場合、自分で感じる不快症状がひどくなければ、症状の経過観察でよいでしょう。一方、生活の質が損なわれる程度の症状があれば、治療を受ける方がよいでしょう。前立腺肥大症に前立腺がんが合併することが多いため、前立腺肥大症の症状が出てきた時や治療開始時にはＰＳＡ検査を受け、前立腺がんが併在していないことを確認する必要があります。

◎過活動膀胱

過活動膀胱とは、膀胱が自分の意思とは別に勝手に収縮するため、突然の尿意（尿意切迫）が出て、日常生活に支障を来したり、精神的苦痛を感じたりする病気です。尿意切迫とは、今すぐトイレに急行しないと尿が漏れてしまうという、突然の強い尿意が起こることです。時には漏らしてしまうこともあります。非常にありふれた病気で、四十歳以上の約十二％（約八百万人）が過活動膀胱症状を有していると推定されています。過活動膀胱は男性にも女性にも見られる病気です。過活動膀胱の人の約半数は、生活に何らかの影響を受けています。しかし大多数の人、とくに女性の場合は、泌尿器科受診が恥ずかしいという理由もあり、受診することなく我慢しているようです。

過活動膀胱は、膀胱の神経が過敏に働くことによるものです。高齢男性の前立腺肥大症の合併症として発症することが多く、肥大した前立腺によって膀胱が刺激されやすくなっていることが一因です。一方、女性の場合は、膀胱や子宮を骨盤の底から支えている筋肉の力が加齢とともに弱まり、骨盤の支えが緩くなっていることが原因の一つとして考えられます。過活動膀胱は前立腺肥大症と同様に、診断・治療が容易な病気です。

（4）便秘症

便秘は最も身近で不快な日常的症状の一つです。便秘の経験がない人には「たかが便秘」と思われがちです。しかし、長年慢性的に便が気持ちよくすっきり出ない人にとっては、つらい症状でQOLを低下させます。また、単なる便通不良と思っていたところ、実は大腸がんが便秘の原因となっていたということもあります。さらには、単なる慢性便秘によって寿命が短くなるという医学論文が出るに至り、便秘症はそれなりの一つの疾患として捉えるべきという認識が強くなってきました。

◎慢性便秘の原因

長期間続く便秘には、①便秘の原因となる基礎疾患があり、そのため起こってくる便秘と、②特別な原因がなく起こってくる便秘があります。便秘の原因となる最も一般的、かつ重大な病気は大腸がんです。従来快便であったのに、ある頃から便秘気味になり、何ヶ月も続くため大腸の検査を受けると、進行した大腸がんが見つかったというようなことがあります。

次に、特別な原因がなく起こってくる便秘、単なる慢性便秘についてです。特別な原因のない慢性便秘は二十代ではほとんど女性ですが、年齢と共に男女とも増えてきます。六十歳頃からは男性の便秘が急速に増えてきます。八十歳ぐらいでは、男女に差がないか、むしろ男性の方が多いようです。

高齢者で便秘が多くなる原因ですが、高齢になると水分摂取の減少で便が硬くなり、食事量の減少による糞便量の減少で、硬く少量の便となるためです。また、運動は大腸にほどよい刺激を与え排便を促しますが、高齢で運動量が減り腸の動きが鈍くなること、高齢に伴い排便に必要な腹筋が弱くなることなども原因となります。

◎慢性便秘の対策

便秘の対策は、一に食事で、二に運動、三、四がなくて五に薬というぐらい、日々の生活習慣への注意が重要なようです。食事の注意点としては、一日三食を腹八分目で規則正しく摂ることに加え、食事内容としてはヨーグルトなどの発酵食品や食物繊維を沢山摂ることが基本です。ヨーグルトなどの発酵食品は、善玉腸内細菌を増やし、腸内環境を整えます。それから水分です。一日一リットルが目安です。

ライフスタイルについては、運動は大腸の動きを活発にしますので、運動不足を解消することが便秘対策になります。逆にストレスは腸の蠕動を弱めるため、便秘を悪化させます。旅行に出て便秘になるのは、ストレス、または精神的な緊張によるものです。また、規則正しい生活を心掛け、睡眠不足や過労に気を付けましょう。朝食をゆっくり十分摂りますと、胃に食物が入ることにより胃―大腸反射が起こり、大腸に溜まった内容物を排泄しようと腸蠕動が生じ、排便に繋がります。

食事やライフスタイルを整えて便通が改善しなければ、最終的手段は薬を使用することになります。最近では、数種類の新規の便秘改善薬が処方されるようになっています。新薬の効能は良好で、うまく使えば効果が高いようです。

(5) 口腔機能の健康障害

口腔は、食べる、飲み込む、話すといった基本的な生活活動を司る器官です。これら口腔機能はからだ全体の老化の一環として低下してゆきますが、視力や聴力と共に老化を自覚しやすい機能です。眼や耳に比し、口の中の健康はこれまで老化の健康障害として大きく取り上げられることが少なかったようです。しかし、近年、口腔機能の低下は、単に食事や会話の支障だけの問題でなく、全身的な健康障害や、健康寿命の短縮につながることがわかってきました。そこで、口腔機能の老化の実態と、その対策です。

◎口腔機能の加齢性変化

口腔機能の最大の役割は食事の際の咀嚼と嚥下です。まず咀嚼のためには健全な歯列が必要です。人間は本来「親知らず」以外に二十八本の永久歯を持っていますが、年齢と共に虫歯や歯周病によって歯を失ってゆきます。歯が二十本あれば、ほとんどの食べ物を噛み砕くことができますが、七十歳頃には残っている歯が二十本以下になっている人が多いようです。歯列の次に、咀嚼機能のレベルを左右する重要な要因が唾液の分泌量です。唾液の分泌量が少なくなると食べ物の咀嚼に支障をきたします。唾液の分泌量は加齢に伴って減少してゆきます。

口腔機能の次の役割は咀嚼した食べ物を飲み込む嚥下運動です。加齢とともに嚥下に働く筋肉にも自然に老化が起こり、嚥下機能がスムーズでなくなってゆきます。

◎老化による口腔機能の障害

口腔領域の老化で、①歯の本数が減り咀嚼機能が低下する、②歯肉の退行や歯周病に罹るなど、歯肉に障害が出てくる、③唾液の分泌量が減る、④嚥下機能に障害が出てくるなどの支障が出てきます。当然、咀嚼・嚥下機能に支障が出るのですが、それだけではありません。もっと重要な問題が生まれます。

①歯の本数が減り咀嚼機能が低下する

歯の本数が減ると、当然のことながら咀嚼における咬合力が低下します。咬めない食品が増え、食事の楽しみが減ることになります。しかし、しっかり咬めないことは、好きな食べ物を食べられないということだけの支障ではなく、もっと重大な影響がでます。実は、咀嚼運動は、脳の機能の活性化に有効なシグナルを生み出す運動なのです。つまり、歯で食べ物を咬むことで脳を刺激しているのです。高齢の歯数の少ない人が、咬めないために柔らかい食べ物や流動食のようなものばかり食べていると、脳への刺激が減弱するため認知機能の低下が起こってきます。ここで一つの例を紹介しましょう。

二〇一九年十二月十一日のテレビ番組で、「フレイル」（88頁参照）についての報道がありました。フレイルは加齢と共に筋力や認知機能が低下し、生活機能障害や要介護状態のリスクが高くなった状態、つまり心身の虚弱状態のことです。何らかのきっかけで、容易に要介護状態に陥ります。

番組は口腔機能の低下がフレイルを進行させるという典型例を示しました。一人の高齢者が豪雨災害のために、避難所入りを余儀なくされました、その人は歯が少なくなっていたため、避難所で支給される硬い食べ物を咬むことができず、毎日バナナばかり食べていたようです。ほとんど咬むということのない食事のために、口腔から脳への刺激が突然なくなりました。そのうち歩行に支障をきたすようになり、さらに認知機能にも障害が出てきました。まさにフレイル状態そのものです。そこで、栄養士と介護士が相談され、その方が十分に咀嚼できるような食事に改善したところ、みるみるうちに変化が現れました。まず自力歩行が回復し、認知機能もとり戻せたようになりました。テレビで写された顔の表情の変化をみて、フレイルからのすごい回復であると感嘆させられました。いかに「咬む」という運動が、フレイルの予防やフレイルからの回復に重要かと言うことを、充分に視覚認識させてくれる内容の番組でした。

②歯肉の退行や歯周病に罹るなど、歯肉に障害が出てくる

歯周病は咀嚼機能の障害となり、また歯を失う原因になります。しかしそれだけではありません。歯周病は歯肉で起こっている慢性炎症です。口腔細菌が繁殖している状態で、全身的な病気に影響することになります。悪影響が最も明らかに現われるのは糖尿病です。歯周病を適切に治療すると、糖尿病が改善します。また、繁殖した口腔内細菌は、嚥下機能の低下した高齢者で起こる誤嚥性肺炎（後述）の原因の一つになります。

③唾液の分泌量が減る

唾液の分泌量の減少は咀嚼の障害となり、歯の本数減少と同じ障害を生み出すことになります。また、唾液は単なる水分ではありません。唾液は抗体など、からだに有益なさまざまな物質を含み、口腔内細菌の繁殖をコントロールすべく働いています。従って、唾液分泌の低下は口腔内細菌の繁殖を許し、増えた口腔内細菌による多臓器への悪影響(誤嚥性肺炎など)につながります。

④嚥下機能に障害が出てくる

嚥下障害は食べ物を飲み込むことに支障をきたし、高齢者の栄養摂取の障害になることはいうまでもありません。しかし、この障害もやはり、それだけですみません。高齢者によく起こる誤嚥性肺炎の原因となります。誤嚥性肺炎は、食べ物や唾液が食道に流れず、誤って気管から肺に流入することによって起こる肺炎です。この肺炎の原因をまとめますと、まず、嚥下機能の老化に伴い、食べ物を誤って気道へ嚥下することですが、その他に、前述の他の口腔機能の老化が複合することも原因となります。それに高齢になると一般的に免疫機能が低下しますので、それも原因の一つです。このように、口腔機能の老化は食事の不便だけでなく、実は、もっと深い問題を孕んでいます。

◎口腔機能老化の対策

口腔機能の病的老化を予防する対策をまとめます。

①歯が二十本以下になると、咬合力が低下します。義歯で咬合力の回復を図りましょう。②残りの歯をできるだけ長持ちさせることと、歯周病対策のため、歯科の定期的チェックを続けましょう。③食後の歯磨きは、歯間ブラシで歯間もきれいにしましょう。義歯も歯ブラシで洗い、夜間は洗浄剤を使って洗浄・殺菌をしましょう。このような努力で口腔内細菌の繁殖を抑えることができます。④口の体操で頬、舌、くちびるなどの筋肉を鍛えましょう。咬む力、飲み込む力が向上し、かつ唾液がよく出るようになります。口の体操は、口、頬、舌、くちびるを次のように動かす簡単な運動です。「口を閉じたまま、頬を膨らませたりしぼめたりする。口を大きく開けたり閉じたりする。舌を出したり、ひっこめたりする。いろいろな音を発声して喉の筋肉を鍛える」などです。

(6) 内分泌(ホルモン)機能の低下による健康障害

体内では五十種類以上のホルモンが、「代謝」、「免疫」、「諸機能の調節」のために働き、生命を維持しています。加齢に伴っていくつかの重要なホルモンの分泌が低下してゆくため、眼には見えませんが体に老化としてのいろいろな不調が現れてきます。

老化によって体のなかで分泌されるすべてのホルモンが、多かれ少なかれ、減少してゆくのは止むを得ません。そのなかで、ホルモン機能の老化として特に問題にすべきホルモンがいくつかあります。性ホルモン(男性ホルモンと女性ホルモン)と副腎由来アンドロゲン(DHEA)です。

老化による性ホルモン機能の低下としてすぐに頭に浮かぶのは更年期障害ですが、一般にホルモン失調は、すぐに生命リスクや要介護リスクに繋がるわけではありません。しかし、性ホルモンの分泌低下は更年期障害の他にも、例えば男性ホルモン低下の場合は骨や筋肉の健康に障害を引き起こします。さらに、さほど大きな健康障害でなくてもまだ「生きがい」の問題があります。「生きていることが有難い、嬉しい」という気持ちです。男性ホルモン機能の低下は、意欲・気分の低下、さらにひどい場合はうつ状態につながり、「生きがい」に影響を及ぼすようです。従って、男性ホルモン機能低下の対策は、「生きがい」を伴う健康長寿に繋がります。尚、「生きがい」を伴う健康長寿に役立つ「生き方」の知恵については第六章でまとめます。

A　男性ホルモン（テストステロン）の加齢性分泌低下

◎男性ホルモン（テストステロン）不足による健康障害

テストステロンは睾丸で作られる男性ホルモンです。テストステロンの主たる作用は男性生殖器の発育と性機能の維持です。その他骨格や筋肉形成に、また意欲向上など全身的に重要な作用があります。そのため、女性でも一定量副腎や卵巣で作られます。

男性のテストステロンの分泌は、二十歳代をピークに加齢と共に徐々に低下してゆきます。男性でテストステロンが基準値以下に低下しますと、いろいろな症状が出ます。これがいわゆる男性更年期症状です。普通はいつからとはなく徐々に現われますが、過剰なストレスがかかると、急激にテストステロンの分泌低下が起こり、症状が明瞭に出現することがあります。男性更年期症状のうちの精神症状は、不眠、うつ、イライラ、不安など、意欲、気分の低下に基づく、まさに抑うつ状態様の症状です。そのため、男性に更年期障害があるなどとは考えもつかず、しばしば心療内科を受診することがあります。もしテストステロン分泌低下が実際に起こっていれば、心療内科的処置では治らず、男性ホルモンの補充療法ではじめて治ることになります。男性にも男性ホルモン不足による更年期症状があること、その症状は抑うつ状態の症状とよく似た症状であることを理解しておくことが重要です。

◎男性ホルモン(テストステロン)分泌低下の対策

テストステロンの測定数値が、二五〇ng/dl以下であれば、「男性更年期障害の可能性あり」と診断されます。二五〇ng/dlまで低下していなくとも、年齢的に低値である上に、何となく体がスッキリしない、意欲が湧かない、活気が出てこなくなったなどの、ボンヤリした不調症状を感じる人は、メンズクリニックか泌尿器科の医師に相談するのが良いでしょう。

次はテストステロン分泌低下の予防対策です。テストステロンの分泌は、非常に微妙で、悪い生活パターンによって安易に分泌低下が起こります。テストステロンの分泌低下を避けるための対処として、日々の生活の中で自分で気をつけることは、主として①睡眠、②食事、③運動と、④ストレスを溜め込まないことです。

①睡眠

睡眠時間が短い人はテストステロン値が低いという報告があります。逆に、規則正しい生活リズムの中で睡眠を充分とり、疲労とストレスが解消されると分泌が高まります。

②食事

食事についてですが、テストステロンの原料はコレステロールですから、コレステロール不足にならないよう、適切な栄養摂取が必要です。

③運動

運動も、非常に大事です。運動で筋肉に刺激を与えるとテストステロン値が高くなることが確認されています。

④ストレスを溜め込まない

ストレスはテストステロン分泌の低下を引き起こす大きな原因になります。テストステロンの分泌は、脳からの指令でコントロールされ、ストレスによって脳から分泌抑制のシグナルが出るためです。ストレスを解消すればテストステロン値が高くなります。

睡眠、食事、運動、ストレス対処はいずれも、すべての病気の対策の基本です。テストステロンの分泌促進や、分泌抑制の回避にもそれが当てはまります。それら日々の生活で注意する事の他に、生き様、人生のスタイルの点でも考えておくべきことがあります。それは仕事や趣味を持って、社会的に生き生きとした人生を送るということです。

テストステロンの加齢性分泌低下には大きな個人差があるようです。個人差を生む一つの原因は社会的役割を持って高齢期を送っているかどうかということのようです。長年の仕事からリタイアしたままの人では分泌低下が続くのに対し、アクティブに活動を続ける人は分泌低下が弱いようです。また、テストステロンは、社会のなかで、「競争する」、「認められる」、「褒められる」ことによって分泌が促されます。仕事で評価されたり、ゴルフなどの趣味で褒められたりすることによってテストステロン分泌が大きく低下することなく維持できるようです。ここにテストステロンから、「生きがい」を伴う健康長寿につながる一つのメッセージがあると考えるべきでしょう。

B　女性ホルモン（エストロゲン）の加齢性分泌低下

◎女性ホルモン（エストロゲン）不足による健康障害

エストロゲンは八歳頃の女児の卵巣で分泌が始まる代表的な女性ホルモンです。エストロゲンは思春期に、乳房の成長や女性の生殖器の発育を促し、女性らしい丸みをおびたからだ作りに働き、十二歳前後になると女子は初潮を迎え、生理サイクルが始まります。その後、三十歳半ばまでの性成熟期に、生理サイクルに伴う分泌変動をくり返しながら分泌活動は活発に続き、妊娠や出産に深く関わります。

エストロゲンは全身的な健康維持にもかかわり、次のような作用を示します。①肝臓でのコレステロールの合成を抑え、高脂血症を防ぐ作用、②カルシウムが骨に沈着するのを促し、骨粗鬆症を予防する作用、③皮膚でコラーゲン合成を促進して髪や肌の潤いを保つ作用など、全身的に重要な作用を持っています。そのため、閉経でエストロゲン分泌がなくなりますと、全身的にさまざまな障害が現われやすくなります。

五十歳前後で迎える閉経でエストロゲン分泌が途絶えます。閉経前後の約十年間が「更年期」で、エストロゲン分泌が急激に変化するこの期間に、心身に不快な症状が出てずっと続きます。この症状がいわゆる更年期障害です。

まず、顔のほてりやのぼせ、発汗、動悸、めまい、頭痛などの身体症状です。さらに、不安感、イライラ、うつ気分、不眠、無気力などの精神的な症状が現れます。更年期には子供の進学や独立、親の介護、夫や自分の仕事上の問題などの精神的ストレスが重なるために、身体症状に加えて、このような精神的症状が出るようです。複合的な要因から、膀胱炎症状、手足の関節痛、手足の冷え、肩こりなどの症状もみられます。

更年期を過ぎて高齢期に入りますと、卵巣からのエストロゲン分泌がなくなります。

ところがそれまでに悩まされていた不快な更年期障害も次第におさまってゆきます。エストロゲン分泌がなくなるのに更年期障害の不快な症状が消えてゆくということは、不快症状の原因がエストロゲン不足そのものではないことを意味します。更年期障害はエストロゲン分泌が急激に低下し、その分泌低下にからだが適応できないために起こる、からだのいろいろな変化が原因なのです。

エストロゲン分泌がなくなった老年期には、更年期障害に替わってエストロゲン不足に基づくさまざまな障害が出現してくることになります。前述のエストロゲン作用の欠落による健康障害に加えて、ぼんやりとした体調不良が老年期のエストロゲン不足によって出てくることもあります。

◎女性ホルモンによる更年期障害の対策

閉経で卵巣のエストロゲン分泌が途絶えるのは仕方ありません。エストロゲンの分泌を増やす方法はありませんが、エストロゲンを薬として補充する、またはエストロゲンに似た成分を含む食品を摂取することがエストロゲン不足の対策です。エストロゲンの補充療養（薬物治療）は専門医にお願いするとして、日常の食品摂取でエストロゲン不足を補う手段があります。その食品は大豆で、栄養素は『イソフラボン』です。

イソフラボンはエストロゲンと化学構造が似ており、エストロゲンと似た働きをすると考えられてきました。最近の研究で、イソフラボンが腸で腸内細菌によって代謝され産生される『エクオール』という物質が、イソフラボンそのものよりも、強いエストロゲン作用を持つことがわかってきました。従って、大豆、または大豆由来食品として豆腐や納豆、お味噌などを日々の食事で摂ることが、エストロゲン不足の対策となります。

しかし、ここに一つの問題があります。イソフラボンをエクオールに変換させることができる腸内細菌は日本人の場合、約半数の人しか持っていないのです。エクオールを作る腸内細菌を持っている人では大豆食品の摂取が良いでしょう。エクオールのサプリメントがありますので、エクオールを腸で作れない人はサプリメントを使うことが対策となるでしょう。エクオールという物質は体内で生まれている物質ですから、特殊なものではなく、安心して使うことができます。

◎高齢期の女性ホルモン不足対策

高齢期に入りますと、当然卵巣からのエストロゲン分泌がなくなりますが、更年期障害もおさまります。更年期障害が消えれば、エストロゲン不足状態が続いていても、問題はないかといいますと、そうではありません。さまざまな健康障害が高齢期のエストロゲン不足によって続くことがあります。これが本来の女性ホルモン老化の一番の問題です。しかも、高齢期は二十年～三十年と続き、期間的にも更年期よりはるかに長いので問題です。

エストロゲンには前述したような全身的な重要な作用があります。エストロゲン不足が続きますと、血液中のコレステロール値が高くなる、骨密度が減り骨粗鬆症になる、コラーゲン合成が低下して肌の潤いが減るなどさまざまな問題が生まれます。しかし、卵巣は機能しなくなるのですから、エストロゲン不足はどうしようもありません。ところが、閉経後の高齢期女性の血中エストロゲンレベルはゼロではありません。副腎が作る一つのホルモン（ＤＨＥＡという名のホルモン）が体のなかで代謝されて、エストロゲンができるのです。閉経後、二十年以上続く高齢期のエストロゲン不足に対しては、

ＤＨＥＡホルモンの代謝によって生じる低レベルのエストロゲンに依存してゆくことになります。ここで重要なことですが、ＤＨＥＡの分泌が老化によって低下しますと、高齢期のエストロゲン作用にアラームが出ることになります。そこで次項で、ＤＨＥＡ分泌の老化とその対策を述べることに致します。

Ｃ　副腎由来ＤＨＥＡホルモンの加齢性分泌低下

◎副腎由来ＤＨＥＡホルモンとは？

テストステロンもエストロゲンも、生殖器の発育や性欲の亢進という本来の性ホルモンの作用だけでなく、全身的に重要な健康増進作用があります。そのため、高齢者では男女共に、性ホルモン不足によるさまざまな問題が生じることになります。

ところがうまい具合に、副腎から分泌されるＤＨＥＡホルモンが性ホルモンの不足をカバーすべく働いてくれるのです。まず、男性では睾丸のテストステロン分泌が低下しますと、副腎から分泌されるＤＨＥＡが代謝されてテストステロンができて、分泌低下したテストステロンをある程度代替してくれます。

女性においてもテストステロンは必要で、本来は睾丸以外の組織で少ないながらもある程度作られています。女性でそのようなテストステロン分泌が加齢によって低下しますと、やはりＤＨＥＡの代謝でテストステロンが作られます。それのみならず、そのテストステロンがさらに代謝されて、エストロゲンができるのです。

閉経後の女性のエストロゲンの大部分は、副腎由来のＤＨＥＡホルモンの代謝によって生じたものです。従って、ＤＨＥＡは更年期にエストロゲンの減少によって出現する更年期障害を緩和してくれ、さらには更年期以降の長い高年～老年期にもエストロゲン作用をある程度賄う働きをしてくれます。

それだけではありません。ＤＨＥＡは、①ストレスに対する抵抗力や、②免疫力を高めるように働きます。さらには、③認知機能の維持に働いたり、うつ症状の予防・改善に働く、④筋肉の維持に働く、⑤代謝を高め、メタボを改善し、生活習慣病の予防に働くなど、実にいろいろな働きをするスーパーホルモンなのです。従って、老化でＤＨＥＡが分泌低下を来しますと、さまざまな体の不調症状が現れることになります。

◎副腎由来DHEAホルモンの加齢性分泌低下と病的分泌低下

性ホルモンの分泌が加齢と共に低下するように、副腎からのDHEAの分泌も加齢と共に低下してゆきます。単なる加齢によるDHEA分泌の低下は自然老化で、これは仕方ありません。問題なのは加齢による自然低下以上に、DHEAの分泌を低下させる要因があるということです。その最大の原因は副腎の疲労です。副腎はDHEAホルモンを合成する臓器ですから、副腎が疲れますとDHEAの分泌が低下するのは当然です。そこで、副腎の疲労について理解しておきましょう。

副腎から分泌される代表的なステロイドホルモンはコーチゾルです。コーチゾルは抗ストレスホルモンで、人間は肉体的、精神的ストレスからからだを守るためにコーチゾルを分泌します。コーチゾルは心身のストレスを受けると、ストレスに対する火消し役として働きますが、ストレスが続くと、副腎はコーチゾルをいつまでも多量に作り続けねばなりません。分泌過剰が続けば副腎は疲れ果て、コーチゾルの分泌が鈍くなり、ストレスに対処しづらくなります。そればかりか、疲れた副腎からはDHEAの分泌も低下し、本来のDHEAの働きが低下することになるのです。

◎副腎由来ＤＨＥＡホルモン分泌低下の対策

副腎が疲労をきたしますと、疲れた副腎からはＤＨＥＡの分泌が低下し、本来のＤＨＥＡの働きが低下することになります。副腎を疲労させる最大の原因はストレスの持続です。その他には、睡眠不足、カフェインやアルコールの多飲、喫煙、急激に食後の血糖を上昇させるような食事など、ありきたりの悪しき生活習慣が原因として挙げられます。

副腎が疲労してもこれといった特有の症状はありません。しかし副腎疲労が続きますと、「疲れが取れにくく、いつもだるくて疲労感がある」や「気分が落ち込み、やる気が出ない」などを自覚し、元気一杯の状態ではないはずです。副腎が疲れて実際にＤＨＥＡの分泌が低下しているかどうかは、血中ＤＨＥＡレベルを測定すればわかります。

それではＤＨＥＡ分泌の低下を招く副腎疲労の予防の対策ですが、まずいうまでもなくストレスを対処解決することが必須です。それに加え、次のような心がけも副腎疲労の対策に役立ちます。抗ストレスホルモンとして働くコルチゾールは、朝に分泌が多く夜にむかうと分泌が低下してゆきます。夜型の不規則な生活が続くと、ストレスの有無と関係なく夜にも分泌が続きます。そうなりますとコーチゾルの分泌持続が起こり、副腎疲労に繋がります。早く就寝してよく寝ることが大切です。副腎が疲れてくると腸が炎症を起こしやすくなります。腸の負担を減らすため、アルコール、カフェインなどを減らすと共に、整腸作用のある食品（ヨーグルトや、日本古来の大豆由来の発酵食品など）を摂りましょう。不規則な生活、過度の飲酒や運動、タバコなどは体の酸化を起こしやすくなります。酸化が進行すると、それに対抗するコルチゾールの無駄遣いが起こります。規則正しい、健全な生活をすると共に、抗酸化に役立つ緑黄色野菜などを積極的に摂りましょう。ウォーキングなどのほどよい運動や腹式呼吸は、自律神経の働きを整え、心身のリラックスにつながり、コルチゾールの分泌過剰を和らげ、副腎の疲労を抑えてくれます。

第五章　老化を制御・治療する時代は来るのでしょうか？

(1) 老化細胞の発生
(2) 老化細胞の発生を促進させる酸化ストレスとその対策
(3) 老化細胞の発生を促進させるメタボ関連ストレスとその対策
(4) 長寿遺伝子機能の増強による抗老化対策
(5) 老化細胞に関する新たな知見

老化は生物において普遍的に起こる生命現象で、その過程でみられる生理機能の衰えは避けがたいことと思われてきました。従って、これまで何故老化が進行するのか、老化の原因や仕組みはほとんど解明されていませんでした。ところが二十世紀末頃より、老化のメカニズムの細胞レベルでの研究が進み、次々と新しい知見がもたらされ、老化はその神秘のベールを脱ぎ始めました。解明された細胞・遺伝子レベルの知見に基づき、動物実験においては寿命の延伸が可能となりました。二十一世紀に入りますと、老化の進行をコントロールする、さらには「老化を治療する」と言うような研究が出てくるまで、老化研究に大きな進展がみられるようになってきました。果たして「老化の治療」など、あり得ることなのでしょうか。本章では、この夢物語のような老化の医学・医療について、二〇二三年現在での状況を紹介しておきたいと思います。尚、本章は老化の医学の最先端の情報ですので、難しい部分もあるかとも思いますが、予めご容赦ください。理解できる部分だけをお読み頂いても、「何と、このような時代になってきたのか」という感慨を味わって頂けるかと思います。

(1) 老化細胞の発生

細胞には分裂回数の制限があり、一定の分裂回数を越すと、細胞は分裂を完全に停止して「老化細胞」になることを第一章第(1)項で述べました。これは必然的な老化、つまり自然老化で、老化対策の対象にならない老化です。一方、細胞は、さまざまなストレスに曝され続けますと、分裂限界を迎える前に早期老化を来たし、この場合も分裂能を失くした「老化細胞」になります。早期老化は病的に早められた老化です。

第一章で病的に老化を促進させる主たるストレスは、①酸化ストレスと、②メタボ関連ストレスであることを述べました。分裂限界を迎えた細胞が老化細胞になる自然老化プロセスに対しては人為的には対策の立てようがありませんが、酸化ストレスとメタボ関連ストレスの二つのストレスによる病的老化は、人為的コントロールが可能な老化です。そこで次から、制御可能な「老化細胞」の発生に焦点を当て、老化の対策を考えてみましょう。

次の第(2)項は酸化ストレスを抑制することによる老化対策で、第(3)項は食事制限をすることにより、メタボ関連ストレスを軽減させて老化を抑制するという対策です。

尚、前述していますように、第(2)〜(5)項、とりわけ第(5)項は本書で最も難解な部分です。理解困難と感じられた場合は、この部分を飛ばして、次の、本書で最も実用的な「生きがいのある老後」を述べている第六章へ移って頂いて何ら差し支えはないかと思います。

(2) 老化細胞の発生を促進させる酸化ストレスとその対策

酸化ストレスとは、老化を促進させる活性酸素の作用のことです。本来、活性酸素はDNAに傷をつけ、がん細胞を発生させる危険性を秘めています。DNAを傷つけられた細胞は、自らが老化シグナルを生み出し、自己の細胞分裂をストップさせます。DNAの傷が深すぎて(沢山過ぎて)修復不可能の場合は、自ら細胞の全DNAを破壊し、自殺します。自殺できなかった細胞においては、細胞分裂を永久に停止し、もはや分裂できない細胞になり、がん細胞に変身するリスクを免れようとします。この分裂不能の細胞が「老化細胞」で、酸化ストレスによって老化細胞が発生するのは、細胞が「がん化」を回避する手段なのです。

それでは酸化ストレスによる細胞の老化にどう対処すれば良いのでしょうか? 酸化ストレスを受けDNAが傷つけられた細胞が、自ら老化シグナルを発出して老化細胞になるのを回避しようとしますと、まかり間違えばがん細胞に変身しかねません。従って老化シグナルの発出を抑制することは適切ではありません。やはり、酸化ストレスを減弱させることが根本的な対策となります。酸化ストレスの減弱は、がんの予防対策で述べた、「活性酸素による細胞がん化の対策」（38頁）と全く同じです。つまり、活性酸素はがんと老化の両方の原因になり、がん対策と老化対策は共通ということです。

(3) 老化細胞の発生を促進させるメタボ関連ストレスとその対策

古くより食事制限は老化の抑制に関与することが認められてきました。食事制限は二つの経路による抗老化作用を導きます。まず多食であると過剰のインスリンが分泌され、この過剰のインスリンがメタボ関連ストレスとなり老化を促進させます(第一章)。食事制限によってインスリン分泌を必要最小限にすれば、インスリン刺激が減弱するので、メタボ関連ストレスを抑え、老化を抑制することができます。

食事制限が抗老化に貢献するもう一つの経路は、長寿遺伝子の活性化を導くことです。ここで長寿遺伝子について説明しなければなりません。二〇〇〇年に最初の長寿遺伝子が発見されました。この遺伝子は簡単に寿命を大幅に延ばすというようなものではありません。細胞内でATPエネルギーの産生を担うミトコンドリア(18頁)を健全化することに働く遺伝子です。長寿遺伝子の働きでミトコンドリアが健全になりますと、細胞機能が改善し、細胞は若返りできます。それと共に、活性酸素の発生が抑制され、酸化ストレスが減弱します。従って、食事制限はメタボ関連ストレスのみならず、長寿遺伝子の活性化を介して酸化ストレスをも抑制します。つまり、食事制限は、老化を促進させる二つの主たるストレスを抑制して抗老化作用を生み出すのです。

（4）長寿遺伝子機能の増強による抗老化対策

ここで、抗老化に働く長寿遺伝子の機能について、もう一つ重要なことがあります。長寿遺伝子が作る蛋白質が抗老化作用を発揮するためにはNADという物質が必要となります。このNADは元々、細胞がミトコンドリアでATPエネルギーを産生する際、必須の補酵素（酵素の働きを補助する物質）として働いている物質です。

さてそのNADですが、前述の長寿遺伝子が機能するためにもNADが必要なのです。本来は、NADは体内で合成して自分で作ることができる物質ですが、体内でのNADの合成能は年齢と共に低下してゆきます。従って加齢が進めばNADを外界から補充することが必要となります。つまりNADの補充によって、長寿遺伝子の機能が増強されますので、それが老化対策の一手段となるわけです。なお、NADそのものは腸管から吸収されにくいため、NADの前駆物質であるNMNをサプリメントとして投与し、体内でNMNをNADに代謝して、NADが補充されることになります。

ＮＡＤの補充については、期待の抗老化成分として、ＮＭＮのサプリメントが二〇二二年年頃からブームになっています。かなり高価なサプリメントのため、富裕層を中心に愛用者が急増しているようです。愛用者の方々は、どの程度ＮＭＮの知識を持って利用されているのかはわかりません。今後、ＮＭＮサプリメントをご利用される方は、本項のＮＭＮ（ＮＡＤ）の効能についての情報をご参考の上、ご利用して頂ければと思います。

(5) 老化細胞に関する新たな知見

「老化細胞」はそれ自身の機能が低下している上に、分裂による再生能を欠いていますが、すぐには死滅せず生存を続けます。この老化細胞ですが、二十一世紀に入った頃からその実態の解明が進み、老化の概念が大きな変化を迎えることになりました。

◎老化細胞の実態

二〇〇八年、老化細胞は本来の機能を果たせないだけではなく、さまざまな炎症性蛋白質を産生することが見い出され、細胞老化随伴分泌現象（ＳＡＳＰ）として報告されました。一般に炎症性蛋白質は、ウイルスが侵入した時などに、感染によって傷ついた組織の修復のために免疫細胞から分泌されますが、感染が終息すると免疫細胞による炎症性蛋白質の分泌は止まります。一方、老化細胞は自律的に少量の炎症性蛋白質を分泌し続け、周囲の組織に諸々の良からぬ影響を及ぼすことがわかってきました。

ＳＡＳＰ現象の悪影響の第一は、老化細胞自身はがん細胞に変身しない一方、周囲の細胞のがん化を促進する作用です。次に、老化細胞が分泌する炎症性蛋白質は周囲の組織に持続的に炎症を拡げ、炎症は慢性化します。そしてその慢性炎症により、正常な細胞の老化を促進し、また生活習慣病の進展を引き起こすことになります。このように、老化細胞自身はがん化することはなくとも、周辺にがん化や老化の促進という重大なＳＡＳＰ現象を引き起こす犯人となります。従って、今後は老化細胞の悪影響を回避する抗老化作戦を考えてゆく必要があります。

ところでＳＡＳＰ現象というような難しい医学用語を理解する必要があるのかと思われる方が多いかもしれません。しかし、もう既に新聞の記事で一般の読者に説明されているのです。「老化細胞：がん化を促進」（読売新聞・二〇一九年九月十三日）と「体をむしばむ慢性炎症：様々な病気の引き金に」（日本経済新聞・二〇二二年七月三〇日）の両記事で、老化のメカニズムの一環としてＳＡＳＰ（サスプ）が紹介・解説される、そのような時代になっているのです。

◎老化細胞を除去することによる老化対策

酸化ストレスにより引き起こされるＤＮＡ傷害は細胞内因性刺激として、またメタボ関連ストレスは細胞外因性刺激として老化シグナルを生成します。この老化シグナルによって細胞は老化します。老化シグナルが発出するのを抑えれば老化細胞が生まれず、老化対策になるのではということをまず考えがちですが、これは安易な考えなのです。ＤＮＡが傷ついた細胞が、自ら進んで老化細胞になるのはＤＮＡ傷害を受けた細胞ががん細胞になるのを防ぐ仕組みなのです。従って老化シグナルが生じるのを抑制することによる抗老化対策には問題があります。

これに対し、二〇一一年に老化細胞除去という新しいアプローチの抗老化治療が提唱されることになりました。これはＤＮＡ傷害を受けた細胞が老化シグナルによって老化細胞になるのを防ぐ老化抑制ではなく、老化細胞を除去することにより老化細胞の有害作用を抑制するという理にかなったアプローチです。これまでに老化細胞を除去するいくつかの方法が提案されています。老化細胞の生存に必須のＧＬＳ１という酵素の阻害薬などで老化細胞を除去する方法や、老化細胞除去ワクチンによって老化細胞を除去する治療などです。まさに新たなフェーズに入った老化治療のビジョンとなっています。

いうまでもなく、老化細胞除去という老化治療は、老化細胞を健常な細胞に蘇らせるのではありません。老化細胞を除去して、老化細胞による周辺細胞のがん化促進や慢性炎症を消去することによって、個体が老化しても健康な状態を維持させることができるという概念に基づいた老化治療です。つまり、老化細胞除去治療は平均寿命を大幅に延ばすことを企図するものでなく、生活習慣病の改善、加齢関連疾患の回避を通して健康寿命の延伸に貢献できる治療となることが謳われています。この新しいビジョンに基づく老化治療が、実際の抗老化対策の願望に叶うことになるのか、今後検討されてゆく時代となっています。

第六章　「生きがい」のある充実した高齢期を送るための知恵

(1)　充実した高齢期は中年期からの努力によって
(2)　定年退職後の「生き方」
(3)　高齢期に起こる意欲の低下とその対処
(4)　「高齢期うつ」とその対処
(5)　がんに罹患した後の心境と対処
(6)　アンチエイジング（抗加齢）ドックで病的老化を早期に見つける
(7)　高齢期の食事のあり方

がんや心筋梗塞・脳梗塞などの生命の危険を伴う病気の対策は、本来は全世代に共通して、遅くとも中年期から求められることです（第二章）。高齢期にはそれに加えて、神経機能の障害（認知症）や運動機能の障害（サルコペニア）によって発生する要介護を予防する対策も大切になってきます（第三章）。さらに、感覚器（眼や耳）の衰えや、排泄（排尿・排便）の障害などによるＱＯＬ低下のリスクの対策も必要となってきます（第四章）。

しかし、昨今の延伸した高齢期を充実して送るためには、生命リスク、要介護リスク、ＱＯＬ低下リスクを回避する対策を講じても、まだ充分ではありません。健康に加え、「生きがい」を感じる老後を送れてこそ、真の健康長寿を享受することができます。そこで本章は、「生きがい」のある健康長寿に基づく、充実した高齢期を送ることに役立つ知恵について考えましょう。

（1）充実した高齢期は中年期からの努力によって

がんや心筋梗塞・脳梗塞は高齢期の病気ということではなく、主に四十代から、つまり中年期より発症が始まり、高齢期に増えてゆく病気です。また、認知症やサルコペニア・フレイルは、症状が出るのは高齢期ですが、病態自体は症状が現われていない中年期から起こっています。従って、これら高齢期の重大な病気に対しては、高齢期になってからではなく、中年期から対策を考える必要があるといえるでしょう。

また、病気から離れて、本章で述べる「充実した高齢期を送るための知恵」についても高齢期を迎えてからではなく、高齢期に入る前から知識として認識し、その対応を考えておくことが望まれます。例えば、「定年退職後の生き方」についてです。定年退職で生活環境が一変し、しばしば精神的・肉体的に健康を害する事態が生じます。定年退職は人生の規定路線上のことですから、退職してから「生き方」を初めて考えるよりも、退職前からその対策を考えておく方が賢明でしょう。

(2) 定年退職後の「生き方」

◎定年退職は人生最大の転機

商店経営などの自営業の人、何らかの資格を持って働いている人、農業や漁業、建築業に従事している人などは別として、民間企業や公的機関に勤務している人には定年があります。一般に定年を迎えるのは六十歳代で、日本人の平均寿命から考えますと、その後約二十年間はまだ人生が残っています。人生の残された部分を、何らかの形で第二の人生として送ってゆくことになります。

定年退職は人生の最大の転機となりますが、定年退職後の第二の人生の送り方は、人それぞれです。全く何の新たな仕事にも就かず悠然と、あるいは漫然と自宅で過ごす人、仕事はしないが念願の趣味に没頭してそれなりに多忙な日々を送る人、ゆっくりとした非常勤の仕事を見つけ、余裕を持った生活を送る人など、さまざまです。いずれにしても、何十年間も、毎日続けてきた通勤と仕事が定年を境に突然なくなる訳ですから、生活のリズムとスタイルが一変します。そのため、第二の人生の送り方によっては何らかの健康障害が起こる可能性が出て来ます。どのような健康障害リスクが想定されるかを考えた上で、第二の人生の送り方について考えてみましょう。

◎定年退職後に生じやすい健康障害リスク

定年退職後には三つの健康障害リスクが高まります。まず、第一は生活習慣病の増悪です。終日自宅で過ごすようになった人の場合は、当然のことながら体を動かすことが大幅に減少します。勤務時代には、仕事で体をそれなりに動かしていたはずです。また、通勤を電車でしていた場合、自宅から駅までと駅から会社までの歩行が運動になっていました。その運動が無くなる上で、勤務時代と同様な食事をしていますと、体を動かさない分だけ摂取カロリーの相対的過剰が生じ、メタボが進行します。諸悪の根源のメタボが進行すれば生活習慣病が発症、または既に進行している生活習慣病が増悪します。

次は身体機能（運動機能）の低下です。筋肉は四十代以降には加齢と共に着実に減少に向かい、筋力が低下してゆきます。高齢期には筋肉減少と筋力低下が、筋肉の自然老化として誰にでもある程度起こってきます。定年退職後、仕事をしなくなった人が自宅でゴロゴロしていますと、筋肉減少が自然老化を上回る勢いで起こり、サルコペニアのリスクが増すことになります。つまり、身体機能の低下により生じる要介護リスクです。

最後は脳機能低下による認知症リスクです。働いていれば日々それなりの知的活動や他者との交わりによる刺激があります。自宅にこもって社会との接触がなくなりますと、脳への刺激の大幅な減少をきたします。そのような日々が続きますと、脳機能の低下が進行し認知症による要介護リスクが高まることになります。このように、「生活習慣病」、「サルコペニア」、「認知症」の三つの健康障害リスクが増大するのを回避するため、定年退職後の生き方を考えてゆく必要があります。

◎定年退職後をどう生きてゆくか

定年退職後、常勤の仕事の替わりに何らかの不定期の仕事、または定期的なパートの仕事を見出された人は、年齢的にはほどよい仕事量を続けることができるかと思われます。一方、パートの仕事すら見つからない人や、退職して働くことから卒業したいと思う方の場合は、自宅で体を動かさない日々を送ることになりかねません。この場合は、前述の三つの健康障害リスクが生じる可能性があり、よくありません。やはり自宅から外へ出て社会との接点を持つことが勧められます。それでは社会との接点を持つにはどのような方法があるでしょうか？　主に三つの選択肢があります。

a　シルバー人材センターに加入すること

全国には「シルバー人材センター」と呼ぶ団体が千三百以上、しかもほとんどの市町村にあります。このセンターは高齢者の就業機会を確保するため、定年退職された六十歳以上の会員に、自分に合った働き方ができる「ちょこっと就労」の機会を提供しています。

この「ちょこっと就労」での仕事は月十日程度、週二十時間を超えない、次のような軽易な業務です。「運搬」「建物管理」「屋内外の清掃」「草むしり」「カート整備」「植木の剪定」「花の手入れ」「通学見守り」「家事手伝い」「一般事務」などです。

厚労省は、要介護の前段階にあたる「フレイル（88頁）」を予防するポイントとして、身体活動や社会参加を挙げています。このセンターに入会される高齢者の入会動機の主なものが、「生きがい」「社会参加」、「健康維持・増進」です。「ちょこっと就労」は、厚労省の企図にも、高齢者会員の目的にも合っているようです。

b　地域デビューすること

「地域デビュー」と言う言葉が最近使われますが、主に仕事一筋だった人が、定年退職後に地域活動をすることを指します。いろいろな地域デビューの道があります。

①自治会や町内会など、地域で行われる活動に参加すること。
②生涯学習や高齢者大学に参加し、無理なく教養を磨く集会に参加すること。
③趣味や特技のサークルに参加すること。
④何らかの分野のボランティア活動に参加すること。

などがあるようです。自分に合った地域活動を通して運動不足と脳刺激不足の解消に努めることが勧められます。

c　生きがいづくり

「人のために生きる」ことや「他人の幸せを考えた行動をとる」ことは、その尊い行動が自分の幸せに返ってくるものです。また、人のために生きることは「生きがい」にもなります。身近な例としては、次のような生きがいづくりの道があります。

①高齢者が子供に将棋や編物を教えるなど、多世代文化交流の地域活動に参加すること。

②一人暮らしのお年寄りのお宅のちょっとしたお手伝い、例えば電球や蛍光灯を交換したり、買物の代理をすること。

などがあるようです。

少しでも何らかの仕事をしていれば、高齢期でも心身機能への刺激は継続されます。定年退職後、仕事がなくなった人の場合は、何らかの形の社会参加の道を見い出し、第二の人生を送ることが大切で、そのような「生き方」が、健康・健全な心身の機能の維持、ひいては生きがいのある健康長寿に繋がります。

（3）高齢期に起こる意欲低下とその対処

◎高齢期におこってくる活動意欲の低下

高齢期、とりわけ七十代も進んでゆきますと、往々にして「物事に対する関心が薄れる」、「体を動かすことが面倒になる」、「人に会うことが嫌になる」、「外出する気分がなくなる」といった具合に、活動意欲が自然に低下してきます。このような活動意欲の低下が続けば、日常の実際の活動レベルがどんどん落ちてゆき、それが身体機能と脳機能の低下を招き、その結果要介護リスクの上昇に繋がります。従って高齢期の意欲レベルの維持が元気な高齢期を送る上で重要なことになります。

◎高齢期の意欲低下の原因

私達の体内では、二つの物質が意欲レベルの維持や気分の向上に働いてくれています。一つは「セロトニン」という神経伝達物質で、もう一つは男性ホルモン（テストステロン）です。高齢期での意欲レベルの低下は、この二つの物質の産生減少が原因となります。

まず、「セロトニン」の減少から説明しましょう。神経伝達物質とは、神経細胞が作ってそれを次の神経に送ってシグナルを伝達する物質の総称です。ほとんどの一般の人が、名前だけは知っているものに、アドレナリンがあります。セロトニンはアドレナリンと同じような、神経機能を伝達する物質で、別名「幸せ物質」とか「幸せホルモン」とか云われ、人に幸せ気分と意欲の向上をもたらす物質です。神経細胞がつくるセロトニンが減少しますと、日々の幸福感が薄れ、活動意欲が低下してゆきます。減少が進行しますと、気分が沈んだり、イライラ感が増して情緒不安定になったり、さらにはうつ病リスクが高まることになります。

◎セロトニン減少の対策

セロトニンは年齢と共に、その産生が低下してゆきますので高齢になるほど意欲がある程度は低下してゆくものです。また、うつ病のリスクも上がります。しかし、セロトニンの減少には対策があります。まず、対策の第一はセロトニン合成の材料となるトリプトファンというアミノ酸の摂取に注意することです。トリプトファンは肉などに多く含まれていますので、高齢になっても、肉を敬遠することなく、ある程度は積極的に摂ることが必要です。

対策の第二は、よく噛むことで、第三は陽の光を浴びることです。豆などをゆっくりリズム良く、よく噛むことでセロトニンの産生を増やすことができます。「噛む」という行動は脳への刺激を伝え、認知症予防になることもわかっています。また、陽の光を浴びると体のなかでセロトニンが沢山作られます。陽に当たることは、散歩やスーパーへの買い物などで充分です。

◎男性ホルモン（テストステロン）不足の対策

生殖年齢を過ぎますと、テストステロンの分泌が減少してゆくのは生物の宿命です。テストステロンには生殖への役割のみならず、全身的な重要な作用があります。そのうちの一つの作用が、意欲、気分の向上ですので、テストステロンの減少が人並み以上に強い場合には意欲の低下が起こり、さらに強いとうつ症状が出ることになります。テストステロン不足の対策は、睡眠不足にならないこと、食事については、テストステロンの原料となるコレステロールの摂取不足にならないこと、テストステロン分泌不足を招くストレスの持続を避けることなどです。第四章１１８頁にも述べています。

もっと実際的な対処として、リタイア後も何らかの社会的活動を続けることや、社会で認められること、例えば自分の特技（ゴルフ、テニスや囲碁・将棋など）を褒められることがテストステロンの加齢性分泌低下を抑えるのに良いようです（１２０頁）。

意欲・気分の向上を図り、日常活動を維持してゆくことは、身体機能・脳機能の低下に基づく要介護リスクの低減につながるだけでなく、次項で述べる「高齢期うつ」の予防にも関係してゆきます。

（4）「高齢期うつ」とその対処

社会の高齢化に伴って高齢者の抑うつ状態・うつ病が増えており、今や「高齢期うつ病」は高齢者人口の十～十五％程度はいると考えられているほど身近な病気です。この世代のうつ病は、ほかの世代のうつ病と、原因や症状が異なるところがあります。高齢者のうつ病を予防するためには、その特徴を理解しておくことが求められます。

◎高齢者のうつ病の原因

一般にうつ病の原因には環境要因と体質的要因があります。簡単にいえば、後者の体質的要因は生まれつきの性格のようなものですから、世代を通して共通です。

一方、環境要因は高齢期とそれより若い世代のうつ病で異なるようです。高齢期までの働く世代におけるうつ病の環境要因は、過重労働や人間関係の不調和からくる職場ストレスが主となります。それに対し、リタイアした高齢者のうつ病の環境要因としては第一に、次々と経験する喪失体験が環境要因になることが多くなってきます。親や兄弟、配偶者、同世代の友人との死別、自身の定年退職や子供の独立による自分の役割の喪失などです。喪失体験があっても、かつての日本では大家族で暮らしていたり、近所づきあいがあったりして周囲からの刺激やサポートがあり、救われることが多かったのです。しかし、近年は高齢者世帯で独立して生活していることによって、落ち込む気分が紛れることが減っているという社会環境の変化が一因となります。

次に、社会的な環境要因に加えて高齢期には高齢者特有の身体的な環境要因が出てきます。まず、加齢による脳の変化です。動脈硬化によって脳血管障害を起こしやすくなり、それがうつ病の直接の原因となる可能性があります。実際、高齢期に発症したうつ病の患者さんの脳は、隠れ脳梗塞（脳梗塞としては発症していない）が高頻度で見つかるという報告があります。

また、高齢者では、ホルモンなどの身体調整物質の分泌変化がうつ病の原因となることがあります。前項の「意欲の低下」で述べているセロトニンと男性ホルモン（テストステロン）の減少です。高齢期にこれらの分泌量が、ある程度減るのは老化によるもので仕方がありません。分泌低下がひどくなりますと、意欲の低下の域を越え、うつ病に陥る可能性が出てきます。実際、うつ病が出たため、心療内科で抗うつ剤治療を受けても改善せず、男性ホルモン補充療法で、うつ症状が改善された事例もあります。

◎高齢期の抑うつ状態、うつ病の特徴

高齢者のうつ病は症状にいくつかの特徴があります。若い世代のうつ病は比較的軽症で、過剰なストレス反応ともいうべき状態であることが多いようです。一方、高齢者のうつ病は症状が本格的で抑うつ気分や自責の念が強いことが多いようです。そのため、自殺のリスクも高くなります。

また、高齢者のうつ病は認知症と間違われやすいのも特徴です。記憶力・判断力・理解力の低下など、軽度認知機能障害に似たうつ病がある一方、意欲、興味・関心の低下など、うつ病のような症状を呈す認知症があるためです。このようなケースでは、専門医はどちらの可能性も考えて治療しているとのことです。

◎高齢期の抑うつ状態、うつ病の予防的対策

高齢者のうつ予防のために、高齢者にはうつ病を発症させる社会的・身体的環境要因があることをよくわかっておくことが大切です。「喪失体験」は、家族が共有することが多いことより、当初から状況をわかっている家族が、高齢の家族に寄り添いサポートすることが高齢期うつの重要な予防対策になるでしょう。

次は、身体的環境要因によるうつ病発症の予防的対策です。脳血管障害によるうつ病に対しては、高齢期はもとより、もっと早い四十代から生活習慣病対策で動脈硬化を予防することに尽きます。また、セロトニンや男性ホルモン（テストステロン）の分泌低下の対策は、前項に述べてある通りです。

はっきりしたうつ病になってしまえばいうまでもないことですが、うつの症状が見え始めた場合は、心療内科や病院の精神科の医師の治療を受けねばなりません。それも早く受診するのが良いでしょう。早めに受診すれば、重症化せず、また重大な問題を引き起こすこともなく、元気な日常生活を送ることができるでしょう。

（5）がんに罹患した後の心境と対処

世界でも稀にみる長寿国になった日本です。がんは高齢になるほど、発症頻度が上昇しますので、日本人のがん罹患率は世界でも上位に入ります。現在では、日本人は二人に一人ががんになり、三人に一人ががんで亡くなります。できるだけがんにならない生活と日々の対処を心掛けても、そんなに簡単にがんを免れることはできないと覚悟しなければなりません。がんの対策については第二章で述べていますが、その対策を講じた上でがんが見つかったらどう対処するか、それが本項のテーマです。

◎がんと診断された際の患者の心理状態

人間ドックや健診でがんが判明した場合の受診者の心理はどうでしょうか？ 当然のことですが、自身ががんになったことがない人には、がんになった人の気持ちの、本当のところはわかりません。診断を下した医者も同じで、患者さんをどのように優しくみつめてあげても、患者さんの本当の気持ちは医者ではわからないところにあります。そこで、実際にがん患者になった医師がここでがん患者の気持ちを述べることにします。自らが、がんになった医師はこの本の筆者です。筆者は、健診センターを併設した内科診療所で、院長として年間約一万人の方々の人間ドック・健診と、内科患者さんの診療に日々明け暮れていました。筆者のがんの判明時の状況から述べ始めます。

二〇〇八年の六十三歳の筆者自身の健診の際のことです。当時、胃カメラは提携先のクリニックの先生にお願いしていました。胃カメラ検査の五日後、診療中に、胃カメラの先生から電話があり、「組織の細胞検査でがん細胞が出ました。かなり悪性度の高いがん細胞です」と、告げられました。診察中でしたので、事態をすぐ飲み込めませんでした。最近紹介した患者さんの検査結果か、イヤ違う、そうそう数日前に筆者自身が胃カメラで組織検査を受けたのだった。「あっ、私の結果か、え、何、がんですって！」というような感じでした。一瞬愕然とし、その日は平常心ではなかったと思います。診療にミスが出ないようにと自分に注意して、正午まで診療は続けました。午後には主な職員を集め、自分の病気のこと、数週間後に治療のため、二～三週間診療所を離れなければならなくなることを伝え、その間の健診・内科診療の業務の対策を相談しました。この緊張を伴う会合があり、逆に幾分気が紛れました。これが、筆者のがん判明時のがん患者としての体験談です。

次に医師に戻って、がん告知時の患者の心理と医師の心構えを客観的に述べてみたいと思います。一昔前は、がんの告知をしないことが一般的でした。医学情報が充分浸透している現在は、告知もせずに治療に進める時代ではありません。担当医が病名を告げる時、医師として患者さんの心中を察するとつらいものがあります。

告知を受ける患者さんの反応は人それぞれです。「がんが見つかりました」というがんの告知の場合はもとより、確定的に「がん」と告げられなくても、結果説明に「がんの可能性がある」とか、「がんかもしれない」という言葉が出ますと、誰でも頭から血の気が引くような感じを一瞬持つはずです。筆者は自身の体験をもとに、告知する際は、三つの点に気を配っています。まず、信頼でき、かつ、患者さんに都合の良い医療機関へ紹介してあげることが第一です。

次に「私がこれまで何度も紹介したことがある、この病院でこの先生が良いと思います。ここなら、そのあとの経過も報告してくれて私も間接的にあなたをフォローすることができます。これまでの経験に基づき、私が信頼できる病院で、頼れる先生です」と説明しますと、納得かつ、少しは安心してくれるように思います。

三つ目の点として、つらい思いで初めての大病院へ送られるのですから、せめて少しでも不安を和らげるために、がんのステージのことを伝えます。健診によって見つかるのは早期のがんが多いので、その場合は、「がんになったのは残念だけど、あなたのがんのステージは早期ですよ。きっとうまくゆくと思いますよ」というように、言葉をかけます。但し、このように言えるのは進行がんではなく、ほぼ早期と見られるがんの場合です。がんになるのは致し方ないとして、やはり大事なことは「治せるステージでがんを見つける」ことです。そのためにも健診の意義を、もう一度深く認識して頂きたいと思います。

◎がんの診断から治療開始までの期間の患者の心理状態と対処

肺がん、胃がん、乳がんなど、頻度の高いがんの基本的な治療はまず手術です。しかし、がんの診断が下っても、すぐに手術ということになるわけではありません。がんがどの程度周辺に拡がっているか、リンパ節や肺、肝臓、骨に転移していないかなどを調べる必要があります。転移があると、手術はできないなど、治療方針が根本的に変わってしまうからです。

転移がないことを確認の上、入院と手術の予定日が決まりますが、最初の診断から手術までの間に、検査などのための二、三週間程度の待機期間があります。患者になって初めてわかることですが、この期間を待つのはつらいものがあります。筆者の場合は、診断から手術までの期間は三週間強の期間がありました。少し期間が長いなと思いました。しかし再度の胃カメラによるがん病巣の拡がり程度の確認、転移のチェックを含めた術前の諸々の検査と他の諸条件のため、この待機期間を過ごさなければなりませんでした。

筆者には三週間の待機期間にすべき仕事がありました。年間一万人の健診と毎日の内科診療を急にストップできないことが大問題でした。そのため、筆者を助けてくれていた娘の医師に、筆者が休職している間の諸々の対処を依頼しなければなりませんでした。依頼された医師も本当に大変でしたが、筆者も相当きつかったことを覚えています。でも、やらなければならいことがあったので、かえって良かったと後になってから思います。

がんの診断から治療開始までの期間をどう過ごすか、人それぞれの考えがあるでしょう。何故自分ががんにならないといけないのかと、誰に当たれば良いのかわからない恨みや嘆きでうつうつと過ごしてもどうしようもありません。日本人の二人に一人が生涯のうちに何らかのがんに罹ります。二人のうちの一人に選ばれてしまったことを潔く認め、かつ覚悟を決めて何事かに打ち込むのがよいのではないでしょうか。一定期間自分が抜ける際の、周囲への影響を最小限にしておく努力を続けていれば、その期間もあっという間に過ぎてゆきます。かといって、がんを忘れるため、仕事に過度に没頭するなどの無理な努力は禁物です。定時には帰宅して、手術や術後の治療のための体力の温存を図りましょう。

◎当初の治療が終了した後の心理状態と対処

がんの治療と言っても、がんの種類、また、がんの進行ステージによって治療法はさまざまです。いずれにしましても、一定期間で当初の目標の治療が終了します。引き続き受けなければならない治療、およびその後の経過観察は、主治医を信頼して、その指示に沿って行かなければなりません。では、患者自身はどのような日常生活を送り、また不安に対しどのような気持ちで過ごしてゆくべきか、これが大切な点となります。

がんの治療を受けた人のその後の生活における注意と言うのは、第二章で述べていますような、「できるだけがんにならないための日々の対処」と同じことになります。とりわけ免疫力を高めることで述べた点をできるだけ心掛けて生活を送ることがよいのです。メタボ肥満や糖尿病などの状態では免疫力が落ちます。だからこのような状態を改善することも重要です。また、笑う事、前向きな気持ちで過ごすことなども免疫力アップにつなげる上で大事です。この気持ちの持ち方が、がんの治療を受けた後の生き方として最も重要なのかもしれません。実際、気持ちの持ち方の違いが、その後の経過を左右するという、次のような報告があります。

乳がん患者さんの乳がん術後十三年間の生存率が、心の持ち方とどう関係するかという観点から調査され、一九八五年に世界を代表する英国の医学誌（ランセット）に発表されています。乳がん術後の患者さんの意識状態が四つのグループに分けられていま す。治療後最も生存率が高かった（良かった）グループの人たちは、「自分は必ず治る、助かると希望を持って、がんに勝つために良いと思われることを積極的に取り入れ実践する」という意識を持っていました。一方、最も生存率が低かった（悪かった）のは、「がんと知って、絶望を感じ無気力になった」グループの人たちでした。この結果は、患者さんの心の持ち方が、その後の生存に影響を及ぼすことを示すものと考えられます。

心の持ち方において、希望を持って前向きに積極的な対処を続けるとどうして術後の生存率の向上に繋がるのかという医学的な証明はありません。しかし、そのような心の持ち方が、免疫力の増強をもたらし、手術時点で僅かに残存していたかも知れないがん細胞による、がんの再発や転移を抑えるのに有効であった可能性は充分考えられます。

このように、がんに積極的に立ち向かってゆく気持ちと共に、よく笑い、くよくよ考え込まないことなどの前向きの心は免疫力を高め、がんの予後に好影響を与えるのではないかと考えられています。一方、悲しみ、不安、抑うつなどの後ろ向きの心理状況は、免疫力の低下を招き、がんに打ち勝つ力を弱めてゆくということは、広く国内外の多数の研究者のコンセンサスになっているようです。

(6) アンチエイジング(抗加齢)ドックで病的老化を早期に見つける

誰にでも四十歳頃から老化が必ず起こってきますが、老化の進み具合は人それぞれです。人並みに訪れる老化は自然老化で止むを得ませんが、人より早く老化する場合は病的老化が起こっている可能性があります。この場合は、からだが一様に老化するわけではなく、脳、筋肉、骨などのうち、病的老化の起こっているところが人によって違ってきます。また、一般に血管、神経、ホルモンの老化は症状として現われにくいものです。

病的老化を早い段階から診断し、老化によるからだの弱点箇所(老化が早く起こっているところ)を早く見つけ、それを是正してゆくことが健康長寿の一つの対策になります。通常の人間ドックや健診は生活習慣病やがんの早期発見に主眼を置いていますので、病的老化の発見は難しいのが現状です。それに対し、抗加齢ドック(アンチエイジングドック)は病的老化の早期発見と、その対処による健康長寿を目指しています。

では、アンチエイジングドックではどのような検査が行われ、それぞれの検査はどのような異常を検出できるのかについて理解しておくことにしましょう。

◎アンチエイジングドック（抗加齢ドック）の主たる検査項目

一般に、ほとんどの病気は老化に伴って起こってきます。老化関連疾患のなかで重大な病気は、①生活習慣病の終着点となる血管梗塞性疾患、つまり脳梗塞や心筋梗塞、②がん、③認知症、④骨や筋肉などの運動器の疾患（骨折の原因となる骨粗鬆症や、筋力低下をきたすサルコペニア）などです。これらの病気のうち、がんは一般的な人間ドックで主たる対象疾患として扱われますので、アンチエイジングドックは、がん以外の老化関連疾患の早期発見を目的とします。

さらに、血管や神経の働きと並んで、からだ全体の健康の調節を司ってくれるのが内分泌機能（ホルモン）です。ホルモン機能は「代謝」や「免疫」などの体の調節作用に働き、その病的老化は健康長寿を縮めます。しかし、ホルモン機能の老化は、一般の人間ドックでは検査されませんので、アンチエイジングドックは内分泌機能（ホルモン）

をもチェックします。従ってアンチエイジングドックは、主に血管、神経、骨、筋肉、内分泌（ホルモン）の老化度を診断することを目的とした健診になります。

　では、次項よりそれぞれの老化を評価する検査について説明してゆきましょう。

◎血管老化（血管年齢）の評価

「人は血管と共に老いてゆく」と言われます。血管が老化するとは、血管（動脈）のしなやかさが減って硬くなる、つまり**動脈**が**硬**く変**化**することで、動脈硬化のことです。

　動脈硬化が起こると血液の流れが変化しますので、血管の老化は血管内の血液の流れの変化で読み取れます。血液の流れは動脈硬化が進んでいる程速くなります。従って血液の流れの速度を測定することにより、血管老化としての動脈硬化の程度がわかります。流れが早い程、脳卒中や心疾患のリスクが高まることがわかっていますので、その速さを知ることによって、動脈硬化に基づく病気の早期対策に役立ちます。

　既に、第二章で説明していますように、動脈硬化は血管の壁が均等に肥厚したり、コレステロールが貯まって壁がコブのように盛り上がったりする二つの構造的な変化を含みます。頚動脈エコーは両方の変化を頚の動脈で画像として構造的に提示することができる検査です。それに対して、血流を測定する検査は、全身（四肢）の動脈に起こっている動脈硬化を、機能的に検出します。従って、両検査によって、全身の動脈の動脈硬化が総合的に評価されることになります。

◎神経老化（神経年齢）の評価

脳は多くの複雑な機能を担う器官で、その加齢性変化の指標である「神経年齢」を評価するためには、適切な検査が必要となります。脳ドックでは脳の萎縮などの形態変化をみるMRI検査や、局所脳血流量を測定するSPECTという検査が実施されます。しかし一般健診や人間ドックのなかでそれらの検査を実施することは、設備上の制約もあり容易ではありません。また、神経機能の評価を主目的とするアンチエイジングドックでは、それらの検査では充分ではありません。この点、神経機能（認知機能）を評価する高次脳機能検査は、神経機能の老化の評価検査としてアンチエイジングドックで広く使われ、その代表的な検査はWCSTという検査です。このWCSTは、パソコン画面上で、カードを仕分けする一種のテレビゲームのようなカード分類検査です。大まかにいいますと、使用するカードには、「三角形」、「星形」、「十字型」、「円」の四通りの図形があります。一枚のカードの中に描かれた図形の数は一〜四個の四通り、図形の色は赤、緑、黄、青の四通りで、合計六十四枚のカードがあります。この六十四枚のカードをパソコンの仕分け指示を類推して、分類、仕分けするのがＷＣＳＴテストです。

◎骨の老化（骨年齢）の評価

運動器は、骨、関節、筋肉、靭帯を含みますが、運動器のうち、骨の老化が進み、骨折のリスクが高まっている状態が骨粗鬆症です。骨粗鬆症は、骨の組織が鬆（す）が入ったようにスカスカになった状態のことです。骨密度が低い、もっと平たく言えば骨が薄いということです。骨粗鬆症で最も恐ろしいのは骨折です。なかでも、高齢者で大腿骨骨頭部に骨折が起これば寝たきりになることが多く、要介護になる危険性が大です。骨密度測定によりそのリスクを知ることができます。骨密度測定については、簡便で放射線被曝もない超音波測定法がアンチエイジングドックで普及しています。

◎筋肉老化（筋肉年齢）の評価

明らかに筋肉が減って、筋力が低下した場合は、歩行速度や握力（物を握る力）によっておおよそは自分でわかります。歩行速度として、例えば青信号の間に横断歩道を渡りきれなくなったとか、人より歩くのが遅くなった、ヨロヨロと歩行が頼りないなど、また握力としてはペットボトルのキャップが開けにくくなったなどで、わかります。アンチエイジングドックでは握力検査で上肢～指の筋力を、また、スクワット型の検査か、イスに座った状態での脚開閉検査で下肢の筋力を測定することが一般的です。

◎ホルモン老化（ホルモン年齢）の評価

体内では五十種類以上のホルモンが、生命を維持すべく働いてくれています。老化の一環としてすべてのホルモンの分泌が、加齢と共に減少してゆきます。そのなかで、ホルモン機能の老化として、問題にすべきホルモンは、性ホルモン（男性ホルモンと女性ホルモン）と副腎由来アンドロゲン（ＤＨＥＡ）です。

エストロゲンは初潮後に分泌が高まり、性周期と共に月内変動します。閉経と共に卵巣からのエストロゲンの分泌は停止します。また、テストステロンの分泌は、二十歳代をピークに加齢と共に徐々に低下してゆきます。これは生物の自然老化です。

エストロゲンもテストステロンも、生殖器の発育や性欲の亢進という本来の性ホルモンの作用の他に、全身的に重要な健康増進作用があります。そのため、高齢者では男女共に、性ホルモン不足によりさまざまな問題が生じてきますが、からだは加齢と共に低下する性ホルモンの減少をある程度代替する仕組みを備えています。それは副腎が分泌するDHEAホルモンの作用です。DHEAホルモンが性ホルモンの前駆体として働いてくれるのです。しかし、DHEAの役割はそれだけではなく、ストレスの緩和、認知機能の保持、筋肉の維持などの抗老化作用を示します。つまり、DHEAはさまざまな働きをしてくれるスーパーホルモンなのです。従ってDHEAが老化で分泌低下をきたしますと、さまざまな体の不調症状が現れることになります。

DHEAの血液中の濃度は思春期以降に著増し、二十歳代でピークを迎え、以後年齢と共に低下してゆきます。この加齢性変化は自然老化による分泌低下です。ストレスが長期に続くなどの影響で、DHEAを産生する副腎が疲労をきたすと、副腎におるDH

ＥＡの産生が減弱し、自然老化を超えた分泌低下が起こります。それが病的老化によるＤＨＥＡの分泌低下で、アンチエイジングドックはそれを検出することになります。

◎健康長寿の達成に働くさまざまな機能と環境

以上、アンチエイジングドックでは、体の老化を評価するために、①血管老化、②神経老化、③骨老化、④筋肉老化、⑤ホルモン老化の五つが主な検査対象項目となります。しかし健康長寿を目指す抗加齢医学としては、その他にもさらに老化対策を講じるべき機能や体内の環境があります。腎機能、肺機能、腸内環境、口腔環境、免疫機能などです。従って、からだ全体の万全な老化対策としては、アンチエイジングドックの対象となる主要五機能だけでなく、すべての機能、または体内環境の老化対策を考えてゆくことが望まれます。

(7) 高齢期の食事のあり方

健康維持のためには適切な食事摂取が求められることはいうまでもありません。とりわけ生活習慣病の対処においては、食事の摂り方が予防や治療の第一歩になります。この点に関しては、中年期までは摂取総カロリー量の制限や、動物性脂肪の多い食品を控えることなどが、食事摂取のあり方の主な留意点となります。しかし、高齢期になりますと、食事のあり方は中年期までの、「量」や「食餌内容の○○制限」という単純な事ではなくなってきます。高齢期には総カロリー量について、また積極的に摂取が要求される食品についてなど、留意点が異なってきます。

◎高齢期では太り過ぎより痩せすぎに注意

高齢になっても、健康のため、また、肥満でなくとも美容のために、食事制限をする人がいます。もっとも、ＢＭＩ（健診結果に表記される肥満度指数）が大幅に標準域を超している場合は、食事制限をして肥満の是正に努める必要があります。しかし、肥満度が少し標準を超している程度のケースでは、高齢期に無理にダイエットをする必要はありません。実際、少々ふっくらしたくらい（太り気味）の方が長生きするという国民健康栄養追跡の調査結果があります。逆に痩せている人の方が寿命は短いのです。

七十代を過ぎる頃から、ダイエットではなく、自然に食事の量が減ったり、好きなものだけ食べたりして自然に痩せてくることがあります。カロリー不足や栄養バランスが悪いことにより、低栄養状態になるためです。低栄養状態になりますと、体の筋肉が減ることにより身体機能が低下したり、感染症をはじめいろいろな病気に罹りやすくなったりして、要介護になるリスクが高まります。従って、高齢期ではＢＭＩ（肥満度指数）が高いための生活習慣病の予防より、ＢＭＩが低くなっている低栄養状態の対策が重要となります。

壮年・中年期より続いている痩せ型の場合は別として、高齢期に入りＢＭＩが低下した場合、食事摂取量を見直してみる必要があります。食事摂取量が従来と変化がないにも拘わらず、体重減少が起こってきたのか、または何となく起こってきた食の低下が続くための低栄養の体重減少なのかの見極めです。前者の場合は、体重減少をきたす身体的な問題がないか否かをチェックする総合的な内科健診が必要となります。胃腸や膵に、体重減少の原因となる何らかの異常がみつかれば、当然その対処が必要となります。内臓などに何も異常がないことを確認の上、何となく「食」が細ってきた場合は次の対策を考えましょう。気分の落ち込み、または気力の低下が底流にある食事量の減少ではないかを考えます。その可能性があれば、前項に述べている「意欲・気分の向上」を図る対策をとりましょう。それと共に、食材の工夫や調理法を見直して、おいしいと感じられる食事を摂るように努力することで対処しましょう。高齢期の低栄養はさまざまな病気を併発しやすくなるため、その改善が求められます。

◎高齢期に望ましい栄養素と食品

中年期から増えてくる生活習慣病の食事面の注意は、全体の食事摂取量を減らすことと、それぞれの生活習慣病を引き起こす食品の制限が中心です。高年期にも相応の肥満が続いていれば、中年期から続く、食事の総カロリー量を考える必要があります。しかし、前述のように高年期には肥満度が少し標準を越している程度では大きなカロリー制限を考えなくてもよいでしょう。むしろそれとは別に、積極的に摂取を勧められる食品が出て来ます。

①まずは、「赤身の肉」の効用についてです。メタボ時代になって以来、中年期に著増してきた高コレステロール血症の是正の一環として、肉の摂取を制限する機会が増えてきました。しかし、肉には多くの効用があり、とりわけ高齢期における肉の摂取制限は栄養学的によくありません。適切な量の肉の接取は、高齢期で大きな問題となってくる病気の予防対策になります。肉に含まれる有効栄養素とその効果の詳細はそれぞれの対象となる病気の予防の箇所で述べてあります。ⓐ筋肉蛋白質合成のためのロイシンなどのアミノ酸（86頁）、ⓑセロトニン合成のためのトリプトファン（156頁）、ⓒテストステロン合成のためのコレステロール（119頁）、ⓓ神経保護のためのアラキドン酸（81頁）などです。

②本書では高齢期特有の病気（認知症とサルコペニア）の対処を述べることに重きを置いています。その二つの病気の対処として、食事で摂取を勧められる食品があります。サルコペニアに対しては前述の「肉」の摂取です。次に、認知症に対しては多くの食品

が、これまで多数の観察研究で報告されています。それぞれの観察研究で、認知症の予防に有益と考えられる主な栄養素は、抗酸化物質と、オメガ脂肪酸の二つのグループの栄養素です。その詳細は既に79頁に記載しています。

諸悪の根源となる生活習慣病の予防や是正の基本が、健全な生活習慣を維持することであるのと同様に、健康長寿の達成にもやはり健全な生活習慣が求められます。生活習慣のなかでも、食事のあり方が重大なウエイトを占めます。さらに、健康長寿のためには、高齢期に適応した食事のあり方が重要で、本項をはじめ、本書の各箇所で述べている内容が参考になるかと思います。

あとがき

本書の脱稿時、筆者は七十八歳、既に後期高齢者域にどっぷり浸かっていますが、現在尚、内科診療所に毎日出勤しています。日々の診療の傍ら、本書を執筆するに至った背景を、あとがきで述べておきたいと思います。本書の内容は、単に医師としての知識をまとめたものではなく、多くは以下に述べます実体験を踏まえて書き上げたものです。

まず、「がん」についての記述です。筆者は、二〇〇八年にピロリ菌による胃がんを発症し、胃切除をうけました。幸い、健診で見つかりましたので、早期の胃がんでした。がんが判明した時の精神状態、術後の年々の管理などを通して、がんの原因（ピロリ菌など）の対処によるがん予防と、健診によるがんの早期発見の重要性を体得しました。

続いての重い病気は、二〇二一年に発症した、脳梗塞（脳塞栓）リスクの高い心房細動で、心臓アブレーション手術を受けています。それぞれは、第二章第一項と第二項に関連する二つの重い病気で、このような病気に罹るなどとは思いもよらぬことでした。

さらに、古希を越した頃より、胃切除の影響で体重が徐々に減少し、それに伴い筋肉も年々減少し、筋力低下に悩む日々になっています。まさに第三章のサルコペニア的状態です。筆者の七十代はそれだけではありません。第四章で述べている前立腺肥大症と便秘症で、それぞれ数種類の薬の服用を余儀なくされる体となっています。このように多くの病気と付き合ってきていますので、本書は皮肉なことに医師としてだけでなく、患者としての体験を活かせる内容となっています。

すべての生き物と同様に、人は皆老いてゆきます。老いることは、自然の摂理ですので仕方ありませんが、老い方が問題です。生きている間は元気に過ごしたい、要介護に陥ることなく、さらには生きがいを持って人生の最終章を歩んでいきたいと願うことは、万人に共通した希望でしょう。

筆者は多くの身体的病気に遭遇してきましたが、幸いなことに七十八歳にして現役医師として生かして頂いています。七十代に入り、一年一年体力の低下は否めませんが、有難いことに、まだ現役医師としての気力は維持できています。それは診療における患者様との診療室での交流によるところが大であると思っています。診療室での患者様との会話の一部です。「先生は、若い！　まだまだ元気でいてくれそうですね」、（一時間くらいかけて郊外から電車で通院してくれる患者様から）「先生が現役でおってくれる間は、私もここへ通院しますから、元気でいてくださいね」、「先生、元気ですね。うれしいです」などなど、まさにどちらが患者でどちらが医師かわからない、まさに老医師と老患者の「老々安否確認」の声に励まされています。有り難いことで、体力の続く限りは気力を振り絞って、患者様との交流を続けてゆきたいと願っています。

患者様からの励ましに加え、毎日弁当を作って送り出してくれる妻の献身、しばしばフェイスタイムで「ジィジィ、元気で！」と声をかけてくれる子供や孫達の励まし、すべてに感謝の日々です。

本書のあとがきは、筆者の体験談のような文面になってしまったことを恐縮に存じます。最後に本書の出版を支えてくれました秘書の安田真美さん、パレードブックスの森美貴恵様に感謝申し上げたいと思います。

二〇二三年　九月　藤原大美

〈 著者略歴 〉

藤原大美（ふじわらひろみ）

1945年 和歌山県生まれ。
1969年 大阪大学医学部卒業。卒業後3年間内科研修。
1972年より大阪大学医学部腫瘍医学部門において「免疫学」の研究に従事。
1977年 医学博士。
1978年より3年間米国国立癌研究所留学。
1982年 大阪大学医学部助教授。
2004年 医療法人大織会大織診療所院長。
2020年 同診療所名誉院長。

著作に、『腫瘍免疫学』（中外医学社）、『身近な病気がよくわかる本』（講談社ビジネスパートナーズ）、『がんの原因と対処法がよくわかる本』『病気を知る、防ぐ、治す新・家庭の医学』『気になる症状からナビする病気の事典』『健康になる食べ物と栄養素の教科書』（ともに現代書林）、『コロナ禍のメッセージ』（文芸社）などがある。

上手に生きて元気に老いる

2023年11月14日　第1刷発行

著　者　藤原大美

発行者　太田宏司郎
発行所　株式会社パレード
大阪本社　〒530-0021　大阪府大阪市北区浮田1-1-8
TEL 06-6485-0766　FAX 06-6485-0767
東京支社　〒151-0051　東京都渋谷区千駄ヶ谷2-10-7
TEL 03-5413-3285　FAX 03-5413-3286
https://books.parade.co.jp
発売元　株式会社星雲社（共同出版社・流通責任出版社）
〒112-0005　東京都文京区水道1-3-30
TEL 03-3868-3275　FAX 03-3868-6588
装　幀　河野あきみ（PARADE Inc.）
印刷所　中央精版印刷株式会社

ISBN 978-4-434-32848-0 C0047